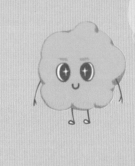

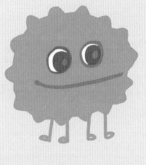

U0235682

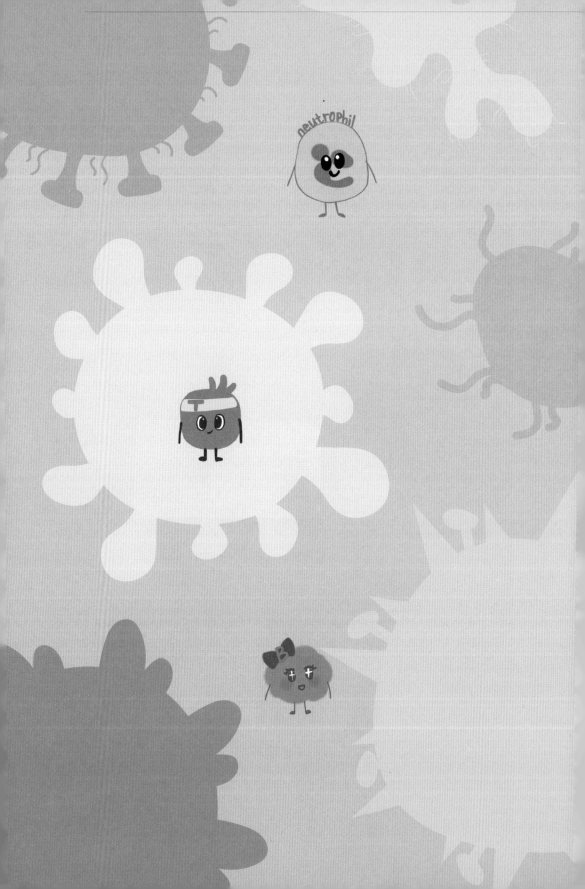

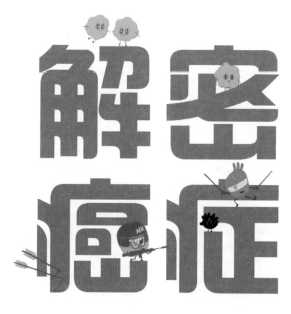

解密癌症

探寻科学抗癌密码

王霞 编著

人民卫生出版社
·北京·

图书在版编目（CIP）数据

解密癌症：探寻科学抗癌密码 / 王霞编著. — 北
京：人民卫生出版社，2022.1
　ISBN 978-7-117-32757-2

　Ⅰ.①解… 　Ⅱ.①王… 　Ⅲ.①癌－防治－普及读物
Ⅳ.①R73-49

中国版本图书馆 CIP 数据核字（2021）第 279664 号

人卫智网　www.ipmph.com	医学教育、学术、考试、健康，
	购书智慧智能综合服务平台
人卫官网　www.pmph.com	人卫官方资讯发布平台

解密癌症——探寻科学抗癌密码
Jiemi Aizheng——Tanxun Kexue Kang'ai Mima

编　　著：王　霞
出版发行：人民卫生出版社（中继线 010-59780011）
地　　址：北京市朝阳区潘家园南里 19 号
邮　　编：100021
E - mail：pmph @ pmph.com
购书热线：010-59787592　010-59787584　010-65264830
印　　刷：北京铭成印刷有限公司
经　　销：新华书店
开　　本：710×1000　1/16　印张：13
字　　数：200 千字
版　　次：2022 年 1 月第 1 版
印　　次：2022 年 1 月第 1 次印刷
标准书号：ISBN 978-7-117-32757-2
定　　价：59.00 元

打击盗版举报电话：010-59787491　E-mail: WQ @ pmph.com
质量问题联系电话：010-59787234　E-mail: zhiliang @ pmph.com

写给读者的话

你已经翻开了这本书，你对癌症这个疾病肯定抱有一定的好奇心。

癌症在你心中是怎样一个形象？是张牙舞爪的恶魔？是死神的化身？还是隐藏在重重迷雾后面的超级大 BOSS？听闻癌症，你心中是恐惧、是惊慌、是迷惑还是难以名状的复杂情绪？不管在你心中，癌症是怎样一个形象，不管现在你对癌症持有怎样一种情绪，希望读完此书后，你心中能少些恐慌、多些释然。

作为一名大学教授，我一直在大学校园里从事医学免疫学和癌症相关教学与科研工作，在课堂上给医学生讲授医学免疫学专业知识，也在实验室里带着研究生做实验、做课题。

在工作和生活中，我发现普通民众对于基本医学常识知之甚少，对于健康和疾病存在许多认识误区，便萌生了要走出大学课堂、走出实验室，用浅显易懂的语言把专业健康知识带给大众的想法。

所以这些年在工作之余，我尝试着做了很多公益科普工作。

我坚持通过在微信公众号里书写文字、开展线下讲座和录制网络平台课程等方式传播医学科普知识。做这些事情不敢说是基于一种责任，只觉得自己就算是一束微光，也想尽力去照亮周遭，传递些温暖、力量、爱和美好，按时下流行说法，算是一种小情怀。在做这些工作过程中，得到了家人和朋友们的支持和鼓励，更得到大众认可和肯定，让我确信这是一件有意义的事情，所以便萌生了要写一本科普书，让更多人接触医学知识的想法。

选择癌症作为本书主题，是因为如果问大家现在最可怕的疾病是什么，许多人会说是癌症。纵观人类疾病演化历史，近 100 多年来，癌症作为"后起之秀"，每年全球新发病例接近 2 000 万例，死亡近 1 000 万例，发病率和死亡率在全球范围内居高不下。

一方面，大家谈癌色变；另一方面，网络上各种非专业抗癌、防癌资讯铺天盖地，让人真假难辨。希望这本兼具科学性和可读性的癌症科普书籍，在系统地传递癌症发生机制及科学抗癌、防癌知识基础上，能够澄清一些对于癌症认识上的误区，解答一些疑问，帮助大家在面对各种癌症相关资讯时能够建立自己的判断，正确地认识癌症，科学地抗癌、防癌。

通过这本癌症科普书，我更想传递以下信息：疾病是生命的一部分，除了带给我们伤痛，它本身也可能给了我们一个机会，去体会美好记忆、深厚感情以及温暖家庭，尊严、情感、爱与理解，这些都是疾病无法抹去的东西。

让我们一起思考，也一起努力，让生命绽放健康之美！

王霞

2021 年 5 月

角色介绍

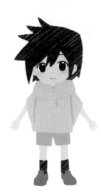

大家好，我是康康，是这本书的主角。

我爱思考，爱运动，爱生活，喜欢探寻健康和疾病中的问题和应对方式。

希望您能找个安静角落，寻一段不被打扰的时光，翻开书，跟随我，开启奇妙的"解密癌症——探寻科学抗癌密码"之旅，愿我们的生命绽放健康之美。

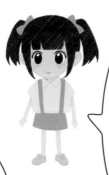

我是安安，康康的好朋友，因为经常跟康康讨论健康问题，所以您在书中会常常见到我。

我爱美食，爱美景，爱哭也爱笑，会焦虑，会痛苦，也会拥抱每一份喜悦与温暖。

我最喜欢问问题，因为让我们身心安稳的最好办法，是在了解的基础上，少些恐慌和焦虑。

嗨，我是癌细胞，我才应该是这本书的主角。

我曾经是一个乖孩子，基因突变让我开始慢慢黑化，直到变成不受控制、无限增殖的癌细胞。

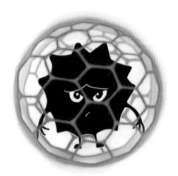

我没有停下基因突变的步伐，不断解锁新技能，不仅可以转诊到身体里任何我想去的地方，而且练就金刚不破之身，逃避免疫系统或者药物、射线攻击。

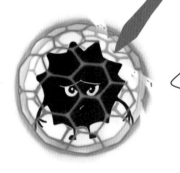

曾经，我们攻城略地、所向披靡；现在，不得不小心翼翼、举步维艰。日子越来越不好过，不知道人类很快又会研发出什么新式武器来对付我们。

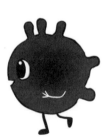

兄弟们快逃，免疫细胞来了！

我们是免疫细胞，我们不会去争论谁是主角的问题，会一直默默守护着你的健康。记住我们的口号：**免疫是最好的医生！**

T细胞

在免疫系统这个大家庭里，有T细胞、B细胞、NK细胞，巨噬细胞等，我们备了抗体、细胞因子、溶菌酶、穿孔素等高精尖装备。

B细胞

我们分成固有免疫和适应免疫两大部门，组成三道免疫防线，行使免疫防御、免疫自稳和免疫监视三大功能。

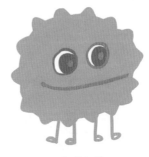

巨噬细胞

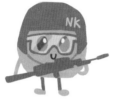

通过免疫监视功能，我们能追杀癌细胞到天涯海角。

NK 细胞

呵护好我们，会让你远离疾病。

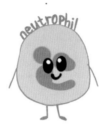

中性粒细胞

我们是正常细胞，是人体结构和生理功能基本单位，每天恪尽职守，维持人体各项功能正常运转。

组成人体细胞数量达万亿，在正常情况下，每分钟有超过1亿个细胞死亡，同时通过细胞分裂产生相当数量的新生细胞。

我们每个细胞的"生老病死"都受复杂机制调控，都有被严格设定、从生到死的生命历程。

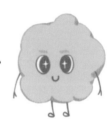

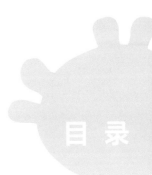

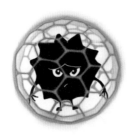

一、癌症究竟是什么：了解，是为了战胜恐慌

目录

二、免疫与癌细胞之战：一场没有硝烟的战争

三、癌症治疗：癌症等于绝症吗

四、癌症预防：科学防癌

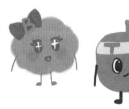

一、

癌症究竟是什么：
了解，是为了战胜恐慌

我们不应该停止探索，在所有探索的尽头，我们会回到起点，重新认识这个地方。

——艾略特

智慧在哪里？
我们在知识里迷路了吗？
知识在哪里？
我们在资讯里迷路了吗？

——艾略特

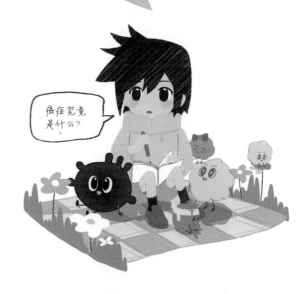

癌症究竟是什么？

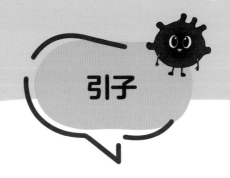

引子

毋庸置疑，癌症是一种让人闻之色变的疾病，由于它有很高死亡率，在过去几乎等同于"绝症"。战胜恐惧最好的方式，不是逃避，而是走近它，揭开它的面纱。

在这本书的第一部分"癌症究竟是什么"中，我们将一起来揭开癌症的神秘面纱。从癌症的发生机制入手，抽丝剥茧，逐一回答以下问题。

✳ 正常细胞为什么会癌变？

✳ 细胞癌变有没有可能避免？

✳ 癌症发生潜伏期有多长？

✳ 癌症为什么会导致死亡？

✳ 癌症会遗传吗？

✳ 癌症会传染吗？

✳ 有没有致癌物清单？

✳ 吸烟和饮酒与癌症真的有关系吗？

✳ 火锅、红烧肉、肥胖、熬夜会增加患癌风险吗？

✳ 导致中国人患癌的高危因素究竟有哪些？

这是我们走近癌症、解密癌症的第一步，只有认清癌症本质，才能远离谣言和恐慌，走近科学和理性，才有可能找到有效抗击和预防癌症的方法。

（一）关于癌症，你需要了解这些基本概念

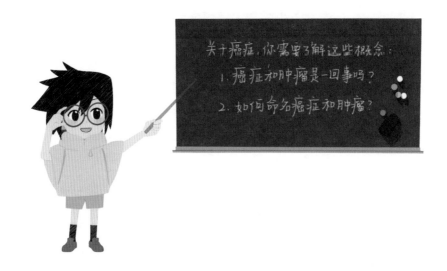

1. 癌症和肿瘤是一回事吗

　　癌症（cancer）和肿瘤（tumor）是一回事吗？大家经常听到这两个词，生活中我们常将这两个词通用，一般情况下没有太大问题，但如果要"较真儿"的话，这两个词是有一定区别的。

　　"肿瘤"，顾名思义，这个词是指"固体肿块"。肿瘤可分为良性肿瘤和恶性肿瘤。良性肿瘤不可怕，因为它们一般生长缓慢，无浸润和转移能力，绝大多数不会恶变，对机体影响较小；恶性肿瘤就不一样了，它们生长迅速，呈浸润性生长，并常有远处转移，会造成人体消瘦、乏力、贫血、食欲下降、发热以及脏器功能严重受损等，最终会造成患者死亡。

　　再来说说"癌症"，"癌症"主要是强调"恶性"这个特点，习惯上泛指恶性肿瘤。当然，癌症除了包括能形成局部肿块的恶性肿瘤外，还包括造血细胞来源恶性增殖疾病，由于它们大多数以全身性白血病细胞浸润为特征，习惯上称为白血病。

　　简而言之，癌症和肿瘤可以用以下数学公式表示：肿瘤 = 良性肿瘤 + 恶性肿瘤，癌症 = 恶性肿瘤 + 白血病。

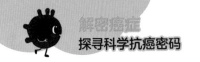

2. 如何命名癌症和肿瘤

患者和家属拿到疾病诊断书后，最关心的问题是所得疾病是良性还是恶性。要回答这一问题，首先需要了解癌症和肿瘤的命名原则，因为从疾病名称中我们可以获得许多信息。

一般来讲，良性肿瘤往往在其来源组织名称之后加"瘤"字，例如来源于脂肪组织良性肿瘤称为脂肪瘤，来源于纤维组织良性肿瘤称为纤维瘤，来源于腺体和导管上皮良性肿瘤称为腺瘤。有时候则会结合肿瘤组织形态特点来命名，如外观呈乳头状，称为乳头状瘤。而含有一个以上胚层多种组织的良性肿瘤则被称为畸胎瘤。

关于恶性肿瘤命名，首先，要将"癌症"与另一个词"癌（carcinoma）"区别开来。"癌症"习惯上泛指细胞生长增殖呈恶性特征的疾病，而"癌"特指起源于上皮组织的恶性肿瘤，是最常见的一类恶性肿瘤，命名时在其来源组织器官后面加"癌"字，例如肺癌、肝癌、乳腺癌、胃癌等等。当其具体组织来源明确时，命名会更加具体，来源于鳞状上皮的恶性肿瘤称为鳞状细胞癌，来源于腺体和导管上皮的恶性肿瘤称为腺癌，例如肺癌，有肺鳞状细胞癌，也有肺腺癌，虽然都是肺癌，但在发病规律、发病部位、影像学及治疗等方面均有差别。

在恶性肿瘤中，除了大部分来源于上皮组织"癌"以外，还有一部分恶性肿瘤来源于间叶组织（包括纤维结缔组织、脂肪、肌肉、脉管、骨、软骨组织等），它们被统称为"肉瘤（sarcoma）"，如骨肉瘤、平滑肌肉瘤、纤维肉瘤、脂肪肉瘤等。"肉瘤"多了一个"肉"字，代表其为恶性，以此与良性肿瘤如子宫肌瘤、纤维瘤、脂肪瘤等相区别。

良性称为"瘤"、恶性称为"癌"或"肉瘤"，如果命名体系就这么简单多好！但是，由于人体任何部位、任何器官、任何组织几乎都有可能发生肿瘤，因此其种类繁多，命名十分复杂。

例如，来源于幼稚组织的恶性肿瘤一般称为"母细胞瘤"，如肾母细胞瘤、视网膜母细胞瘤等。母细胞瘤大多数是恶性，但是脂肪母细胞瘤、软骨母细胞瘤多为良性肿瘤。

有些恶性肿瘤因成分复杂或由于习惯沿袭，在名称前加上"恶性"两字，以明确其具有恶性特点，如恶性畸胎瘤、恶性脑膜瘤等。相反地，有些恶性肿瘤则沿用传统习惯命名，省去了"恶性"两字，如淋巴瘤、黑色素瘤等，不要把它们误认为是良性肿瘤，它们都是恶性肿瘤。

还有一种大家非常熟悉的恶性疾病，即白血病。白血病不是说血液变成了白色，而是一类造血干细胞恶性克隆性增殖疾病，恶性增殖白血病细胞会在骨髓和血液中大量增殖累积，并可浸润其他非造血组织和器官。

重点提示

❗ 一般情况下，可以将癌症和恶性肿瘤通用，癌症还包括白血病。

❗ 大多数情况下，"瘤"是良性，而"癌"和"肉瘤"是恶性。

❗ 母细胞瘤大多数是恶性。

❗ "恶性……瘤"肯定是恶性。

❗ 淋巴瘤、黑色素瘤虽然省去"恶性"两字，但都是恶性。

（二）癌症发病率、死亡率究竟有多高

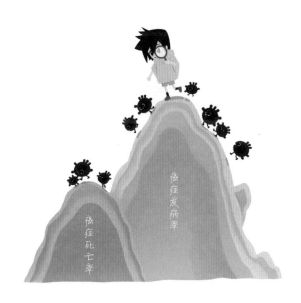

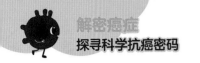
大家为什么那么害怕癌症？因为癌症的发病率和死亡率居高不下。

根据 2019 年世界卫生组织（World Health Organization，WHO）对全球癌症预测数据显示，在 112 个国家 / 地区，癌症死亡已成为 70 岁以下人群第一位或第二位死亡原因，而占据第三、第四位死亡原因的国家 / 地区也达到了 23 个。在中国，癌症死亡也已跃居 70 岁以下人群第一位死亡原因。

下面来看看最新全球癌症统计报告和中国癌症数据。

1. 2020 年全球癌症统计报告

2021 年 2 月 4 日正值世界癌症日，癌症领域顶级期刊《临床医师癌症期刊》（*CA：A Cancer Journal for Clinicians*）发表了来自全球癌症统计报告 2020 年版（*Global cancer statistics* 2020）的数据。自 1999 年首次发布全球癌症统计报告以来，该期刊分别于 2005 年、2011 年、2015 年、2018 年和 2021 年发布统计数据，癌症统计报告发布间隔不断缩短，此次时隔两年更新，创下了更新频率纪录。

这一最新版癌症统计报告，数据来源于世界卫生组织下属国际癌症研究机构（International Agency for Research on Cancer，IARC）的 GLOBOCAN（The Global Cancer Observatory）项目，对全世界 185 个国家 36 种癌症发病和死亡进行了预测。

> ☑ 2020 年，全世界估计新发癌症 1 930 万例，因癌症死亡近 1 000 万例，全球癌症负担进一步加重。
>
> ☑ 癌症发病：2020 年全球女性乳腺癌估计新发病例 230 万例，占全部新发癌症病例 11.7%，超过肺癌成为全球第一大癌症，其次为肺癌（11.4%）、结直肠癌（10.0%）、前列腺癌（7.3%）、胃癌（5.6%）。
>
> ☑ 癌症死亡：肺癌仍然是癌症死亡主要原因，2020 年估计死亡近 180 万例（18%），其次为结直肠癌（9.4%）、肝癌（8.3%）、胃癌（7.7%）、女性乳腺癌（6.9%）。

☑ 对于大多数读者来说，最关心自己和亲人的患癌症风险。对于这个问题，在这篇报告中也给出了解答，文中指出"全球范围内，到 75 岁之前，男性发生癌症累积风险为 22.6%，女性为 18.55%，男性死于癌症累积风险为 12.59%，女性为 8.86%"。简而言之，在 75 岁之前，全球约 1/5 的人会罹患癌症，约 1/8 的男性和 1/11 的女性会死于癌症。

2. 2020 年中国癌症统计数据

中国癌症统计数据显示，由于中国是世界第一人口大国，中国癌症新发人数和癌症死亡人数均位居全球第一，形势严峻。

☑ 2020 年中国新发癌症 457 万人，占全球新发癌症总人数的 23.7%。

☑ 2020 年中国癌症死亡人数 300 万，占全球癌症死亡总人数的 30%。

☑ 平均每天约有 1.2 万人确诊癌症。

☑ 每分钟约有 8.7 人被确诊为癌症。

☑ 每分钟约有 5.7 人死于癌症。

☑ 2020 年中国癌症新发病例数居前十的癌症分别是：肺癌，82 万；结直肠癌，56 万；胃癌，48 万；乳腺癌，42 万；肝癌，41 万；食管癌，32 万；甲状腺癌，22 万；胰腺癌，12 万；前列腺癌，12 万；子宫颈癌，11 万。这十种癌症占中国新发癌症总人数的 78%。

☑ 乳腺癌在全球新发病例数高居第一，在中国是排在肺癌、结直肠癌、胃癌之后，位居第四。但是，如果分性别来看，肺癌仍稳居中国男性新发癌症"霸主"地位，而中国女性乳腺癌新发病例数则超越肺癌，登顶首位（42 万）。

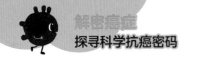
☑ 2020年中国癌症死亡人数居前十的癌症分别是：肺癌，71万；
肝癌，39万；胃癌，37万；食管癌，30万；结直肠癌，29万；
胰腺癌，12万；乳腺癌，12万；神经系统癌症，7万；白血
病，6万；子宫颈癌，6万。这十种癌症占中国癌症死亡总人数
的83%。

☑ 男性癌症发病率和死亡率仍高于女性，2020年中国男性新发癌
症248万例，占总人数的54%，中国男性癌症死亡182万例，
占总人数的61%。

由此可见，癌症可能悄无声息地袭击朋友、亲人甚至我们自己。即便
像鸵鸟那样把头埋进沙子里，不去听、不去谈，癌症也并不会远离我们。
学习科学的防癌、抗癌知识，是每个人的必修课，我们与其选择恐惧，不
如选择去了解、去直面它。

（三）人只要活着，体内就一定会出现癌细胞

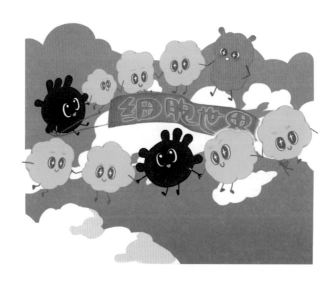

曾看见过一篇题为"人只要活着，就一定会得癌"的文章。这一说法不准确，准确地来讲，应该是"人只要活着，体内就一定会出现癌细胞"。

癌细胞是坏蛋，但我们体内有专门抓坏蛋的警察，即免疫系统，只要其功能正常，及时清除癌细胞，人就不会得癌症；只有当癌细胞没有被免疫系统及时清除时，才有机会无限制地生长增殖，发展成癌症。这是后话，在本书第二部分会详细讲解免疫系统与癌细胞之间的战斗。

这里要回答的问题是：什么是癌细胞？正常细胞为什么会变成癌细胞？有没有办法阻止细胞癌变？

1. 什么是癌细胞

癌症是典型多细胞增殖失控性疾病，即体内出现了生长增殖不受控制的癌细胞。

什么是癌细胞？要说清楚这个问题，得先说说正常细胞。

大家知道，人体由很多细胞组成，它们是人体结构和生理功能的基本单位，但人体到底有多少个细胞，其实无法给出准确数据，估算细胞数量达万亿。

在正常情况下，每分钟有超过1亿个细胞死亡，而每个细胞的"生老病死"都由复杂机制调控，都有被严格设定，包括从生到死的生命历程。

有细胞衰老死亡，就有细胞通过分裂增殖补充进来，因此机体每天有大量细胞更新。有句话"士别三日当刮目相看"，从医学角度上来讲也有道理：三天时间，有许多细胞死去，有许多细胞诞生，你还是你，但你也不是原来的那个你。

如果正常细胞癌变了，会发生什么？癌变细胞会变得不再受控，变成不死的"幽灵"，而且他们会快速地、不停地分裂增殖，一生二，二生四，四生八……迅速集结成一群"乌合之众"，在组织局部不停地向外扩张、浸润，还会转移至远处重要器官，例如脑、肝、肺、骨骼等，潜伏下来形成转移癌灶。

从专业角度上来讲，癌细胞的特点是：癌细胞生长失控、缺乏分化而异常增生，并侵犯正常组织和器官，最终可散布全身。

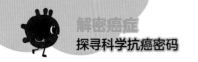

2. 正常细胞癌变机制

现在说重点了，原本"循规蹈矩"的正常细胞怎么会变成"无法无天"的癌细胞呢？

细胞癌变机制目前尚未完全阐明，有很多理论体系，被广泛接受的主流理论是"癌症多阶段基因突变学说"。

"癌症多阶段基因突变学说"的核心观点是：癌症的发生是一个多阶段逐步演变过程，正常细胞通过积累了一系列基因突变而逐渐成为癌细胞。这个理论非常复杂，让我们通过回答以下问题来帮助大家了解它。

＊基因在哪里？

基因主要存在于细胞核染色体上。

除了成熟的红细胞和血小板外，人体所有细胞都至少有一个细胞核。细胞核中含有染色体，它相当于细胞的司令部或控制中心，储存着种族、血型、孕育、生长、死亡等全部遗传信息。更准确一点，基因主要是指细胞核染色体上带有遗传讯息的 DNA 片段。

这一下子冒出了三个概念，即染色体、DNA 和基因，三者之间的关系可简略概括为：染色体由 DNA 和蛋白质两种物质组成，DNA 是遗传信息载体，DNA 上决定生物性状的小单位叫基因。

人体细胞内共有 46 条染色体，一条染色体只有一个 DNA 分子，一个 DNA 分子上有许多个基因。如果基因发生突变，特别是一些关键基因发生了突变，细胞就可能不受调控、"变坏"了。

近年来随着相关研究不断深入，"癌症多阶段基因突变学说"理论在原有基础上也取得了进展：广义上基因突变不仅指发生在 DNA 核苷酸水平和染色体水平遗传学改变，还包括表观遗传学改变，因为表观遗传学改变和遗传学改变一样，也可改变相应基因功能。什么是基因遗传学改变和表观遗传学改变？简单来讲，可以将遗传学改变比喻为房屋结构改变，而表观遗传学改变可比喻为房屋装修风格改变，两者都可以导致呈现在我们眼前房屋样子改变。

＊是不是所有的基因突变都会导致癌症？

不是！只有某些关键基因突变才会导致癌症。

我们体内有两万多个基因。近年来肿瘤组织基因组测序研究表明，人类肿瘤中存在数千个基因突变，但其中大部分突变不参与癌变过程，有如"过客"，被称为"过客"突变；与癌症发生发展有直接关系的基因突变也就一百多个，被称为"驱动突变"，只有驱动突变才能提供细胞生长优势，驱动正常细胞恶变为癌细胞。

例如原癌基因或抑癌基因，如果这些基因发生突变，就会增加癌症发生的概率。

原癌基因突变：原癌基因其实是维持细胞正常生命功能的基因，指一类存在于正常细胞内与细胞增殖相关的基因。但在某些条件下，例如病毒感染、化学致癌物诱导或电离辐射作用等，其发生变异，导致基因产物增多或活性增强，可促使细胞异常增殖、发生癌变。

抑癌基因突变：抑癌基因是一类存在于正常细胞内可抑制细胞生长，并具有潜在抑癌作用的基因。抑癌基因在控制细胞生长、增殖及分化过程中起着十分重要的负调节作用，它与原癌基因相互制约，维持正负调节信号相对稳定。当这类基因发生变异，导致基因产物缺失或功能下降时可驱动细胞癌变。

为了更形象生动地说明原癌基因和抑癌基因在细胞癌变中的作用，可以把"细胞"比喻为一辆行驶中的汽车。汽车有油门和刹车才能正常行驶，原癌基因就是油门，抑癌基因则是刹车。原癌基因突变导致其异常激活相当于不停地猛踩油门，而抑癌基因突变导致其功能下降或丧失相当于刹车失灵，因此原癌基因或抑癌基因突变都可能导致细胞生长、增殖及分化失控，驱使正常细胞变成癌细胞。

＊这个"多阶段基因突变"过程究竟有多少个阶段？

癌变（carcinogenesis 或 tumorigenesis）过程，即正常细胞恶变为癌细胞的全过程，很漫长，目前通常分为 4 个阶段：启动（起始）、促进、恶性转变和演进，在这一有序、连续多阶段过程中，每一个新阶段启动都会

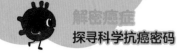

附加遗传学或表观遗传学基因改变，即基因在结构上或修饰上要出现新突变，从而让细胞"解锁新技能"，获得生存优势和克隆扩增。

癌变过程多阶段性导致了在正常组织与高度恶性组织之间，人体内可能存在多种处于不同恶性阶段的细胞，有增生（hyperplasia）、化生（metaplasia）、不典型增生（dysplasia）、原位癌（in situ cancer）以及具有侵袭和转移能力的高度恶性癌。毋庸置疑，如果能够在早期阻击癌细胞，癌症就不是一种致命疾病。

癌细胞之所以"恶"，是因为癌细胞不会停下基因突变步伐。通过不停地发生基因突变，癌细胞不仅可能逃过免疫系统的追杀（免疫逃逸），而且在化疗、放疗，以及目前最新靶向治疗或免疫生物治疗压力下，癌细胞可以"学习"和"进化"，从而获得针对这些治疗手段的抵抗性，就像是给自己戴上了防护罩，"百毒不侵"。这就是为什么癌症复发后，往往对原本有效治疗手段不敏感的主要原因，得换新治疗方案来对它进行打击。

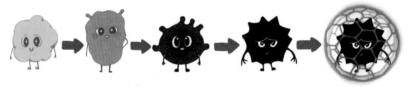

癌细胞进化史

3. 有没有办法阻止细胞癌变

答案是：没有！为什么没有办法阻止细胞癌变？核心原因是没有办法阻止基因突变。

第一，机体每天通过细胞分裂增殖方式产生新细胞，来代替衰老死亡细胞。细胞分裂增殖过程中的一个关键环节是 DNA 复制，通过 DNA 复制和相关蛋白质合成，母细胞就带有两套遗传物质，在细胞分裂时，分别被分配到两个子细胞中。在 DNA 复制过程中，会自发地随机出现一定频率基因突变，这就像在工厂里制造产品时总有一定次品率，没法避免。除此以外，细胞在代谢过程中所产生的活性氧离子等也会不可避免地引发DNA 损伤，导致基因突变。

第二，除了以上导致基因突变的内在因素外，环境中各类物理、化学以及生物致癌因子也可能引起 DNA 改变，导致基因突变。这些外在致癌因素让人防不胜防，没有办法完全避免接触。

所以，基因突变没法完全阻止。正如一首歌里唱道，"紧闭着双眼，你总会出现"，即便你紧闭着双眼，到时候了，癌细胞就会出现。

让我们换个角度，再来认识基因突变。

突变基因来源有两类，一是先天遗传，二是后天获得。由于获得性基因突变比先天遗传基因突变更为普遍，因此大部分癌症与后天获得性基因突变关系更为密切。

先天遗传突变来源于父亲（精子）或母亲（卵子），也就是说存在于受精卵中，由于机体所有细胞都来自受精卵，那么这一突变就存在于身体每一个细胞里，包括卵子或精子，因此这一突变可一代一代地遗传下去。

获得性基因突变，即体细胞突变，不存在于受精卵中，而是受精卵分裂之后的某个细胞发生了基因突变，再传递到该细胞的所有子细胞中。这种突变只存在于某些体细胞中，而不存在于精子／卵子中，所以不会遗传给下一代。

简单来讲，一个人可能因为运气不好，生下来就带有致癌基因突变，由爸爸或妈妈遗传给他／她，他／她也会把这一突变遗传给后代；或者是在后天生活过程中某些体细胞发生了致癌基因突变，它们只会影响这个人患癌症风险，不会遗传给后代。

重点提示

❶ "癌症多阶段基因突变学说"：癌症发生是一个多阶段逐步演变过程，正常细胞通过积累了一系列基因突变而逐渐变成癌细胞。

❶ 各种机体内外因素均可导致细胞发生基因突变。

❶ 基因突变无法完全预防，因此，没有办法完全阻止细胞癌变。

❶ 出现癌细胞 ≠ 癌症。

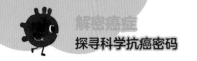

（四）癌症的潜伏期有多长

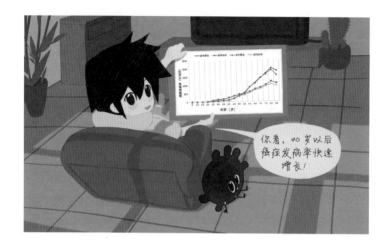

也许你在小区里散步时听到过这样的聊天，甚至你可能就是其中的一个聊天者。

甲说："楼上老李昨天去医院检查，发现得了癌症。"

乙说："他平时看上去挺健康的，怎么会突然得癌症了呢？"

人会"突然"得癌症吗？癌症的潜伏期有多长？

1. 癌症是一种慢性病

我们身边常有类似事情发生：某人平时看上去身体很好，某天因为身体不适去医院就诊，或者没什么症状只是去做常规体检，却发现得癌症了。

有些疾病确实会"突然"发病。例如，我们晚饭吃了不干净的东西，半夜可能会拉肚子（急性肠胃炎）；站在风口上吹吹风或淋雨一直走，回家可能会开始打喷嚏、流鼻涕（受凉感冒）。急性肠胃炎和受凉感冒都属于急性病。

癌症可不一样，它不会"突然"发病。从发病病程上来看，癌症跟糖尿病、高血压、冠心病等更接近，在癌症确诊前癌细胞其实已经偷偷地在体内生长了很多年，算是一种慢性病。

说癌症是一种慢性病，主要是想强调癌症起病隐匿，需要经历很长时间才发病。

2021年3月4日发表在《细胞干细胞》（*Cell Stem Cell*）上的一项研究中，由美国哈佛医学院领衔研究团队通过重建一名63岁和一名34岁罕见血液癌症患者癌细胞谱系史，计算出两名患者癌变基因首次出现时间，分别为19岁和9岁左右。换言之，对于那位63岁的患者而言，最初的致癌突变早在44年前就出现了。经过几十年时间才显现出明显疾病症状，着实令人惊讶。

说癌症是一种慢性病，有一层意思：癌症就像一棵会结出邪恶果实的大树，它在相当长一段时间内悄无声息地缓慢发展，在它慢慢长大过程中，如果抓住机会，就可能将它扼杀在萌芽状态。因此癌症早期预防、早期发现和干预至关重要。

另外要提醒大家，多关爱自己身体，关注身体是否出现了异常状况，例如出现黑色大便、尿里带血、痰里带血等。但是，也不要如惊弓之鸟，看见大便有颜色就认为自己得了肠癌，却忘了昨晚吃了炒苋菜（带有红色汤汁蔬菜）；或者看见鼻涕里面带点儿血丝，就认为自己得了鼻咽癌，其实只是因为空气干燥导致鼻黏膜破损出血。

说癌症是一种慢性病，还有另外一层意思：把癌症变成一种慢性病。这是目前癌症领域研究者的共同愿望和努力方向，让癌症不再像过去那样等同于绝症，癌症患者能够长期生存、带癌生存。希望未来有一天，人们拿到癌症诊断书时的心情跟现在被告知得了高血压或糖尿病时差不多。

近年来癌症治疗取得了一系列突破性进展，相信未来会有更多的癌症突破性疗法面世，我们已经在不断地接近这个目标。事实上，某些类型血液系统癌症目前已基本实现了这个目标。

2. 癌症总体上来讲是一种老年病

从人体暴露于致癌因子到临床检出癌症，需要经过长达一二十年或三四十年的时间。癌细胞是多阶段基因突变逐步累积演化的结果，要经历启动（起始）、促进、恶性转变和演进不同阶段，再发展成癌症，需要很长时间。

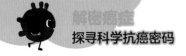

虽然近年来癌症发病有年轻化趋势，但大体上来讲，癌症还是一种老年病。随着年龄增大，细胞分裂次数增多，细胞累积发生基因突变也就增多，老年人患癌症风险就会增大，换言之，癌症是人体衰老结果之一。

2012 年发表在《自然·基因》（Nature Genetics）上的一篇论文为这一观点提供了证据，该论文作者多达 73 人，共检测了 5 万例外周血标本，发现从新生儿到 50 岁年龄段人群外周血中可检测到基因突变频率很低（<0.5%），但 50 岁以上人群外周血基因突变频率迅速上升到 2%～3%，而且他们随后患上血液癌症风险较 50 岁以下人群高 10 倍。

衰老已被公认为是最明确的癌症风险因素。根据研究显示，癌症患者在确诊时平均年龄为 66 岁。40 岁以下青年人群中癌症发病率处于较低水平，从 40 岁以后开始快速升高，到 80 岁年龄组达到高峰。癌症就像是时间的老朋友，随着我们的年龄越来越大，这个"老朋友"登门造访的概率也会越来越高。

我们应该都有一个共同感受，看看我们的周围，在熟人、朋友或家人中，很容易就可以找出一位癌症患者，大家都很困惑，为什么会这样？毋庸置疑，环境和不良生活方式肯定是导致癌症发病率增加的重要风险因素，除此以外，癌症发病率增高的一个重要原因是人类寿命延长。

2017 年我国人均预期寿命是 76.7 岁，这一预期寿命与过去相比差不多翻倍了。中国有句老话"人生七十古来稀"，这是对几千年来人类寿命状况的真实写照。20 世纪 50 年代，我国人均寿命也只有 40 岁左右（不同来源统计资料数值略有出入）。所以，过去癌症发病率低，不是那时候人的身体好，而是寿命相对较短，还没有等到基因突变逐步积累演变导致癌症，人就死亡了。

3. 儿童为什么也会得癌症

按照以上说法，细胞癌变是多阶段基因突变结果，由于体细胞累积基因突变需要时间，所以癌症发生的潜伏期很长，是一种老年病。

可现实状况是，儿童也会得癌症。最常见的儿童癌症是白血病，占了儿童癌症发病总人数的近 40%，其次是神经系统肿瘤如神经母细胞瘤，然后是骨和各种软组织肿瘤。

为什么儿童也会得癌症？

试想一下，正常儿童在出生后的短短几年内，由于后天因素诱导基因突变而导致癌症，这种可能性较小。婴儿或者儿童患癌症往往有先天因素存在，即他们在出生时已经携带了癌症相关基因突变。这些基因突变有两个来源：一是致癌基因突变遗传自父母，所以遗传因素往往在儿童癌症中发挥很大作用；二是在妊娠过程中，因宫内病毒感染或放射线辐射等导致胎儿基因产生了突变。

儿童癌症疗效和预后喜忧参半，"喜"的是儿童癌症治疗效果一般比成人癌症好，"忧"的是儿童癌症患者在接受高剂量化疗、放疗治疗后，可能会发生各种各样的长期副作用，一些严重副作用甚至可能会影响他们一生的生存质量。

重点提示

! 从发病过程来看，癌症总体上是一种慢性病、老年病。

! 从治疗目标上来讲，要努力将癌症变成一种慢性病。

（五）癌症为什么会导致人死亡

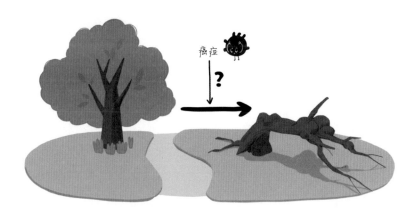

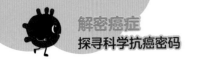
大家之所以谈癌色变，除了因为居高不下的发病率，更主要的原因是癌症患者的死亡率很高，特别是一些晚期癌症患者，从诊断到死亡，生存期可能在一年以内。虽然这个话题很沉重，但我们还是不得不面对，癌症为什么会导致人死亡？

癌症导致人死亡的原因有很多，而每个癌症患者的死亡原因不尽相同，可能是癌症本身导致死亡，也可能是癌症并发症导致死亡。

1. 癌症局部浸润生长

癌细胞最主要的特点是无限制地分裂增殖，所以生长在重要组织器官的癌细胞，由于不断增殖、向外扩张浸润，可通过直接压迫，或者破坏器官正常组织结构等，造成相应器官功能障碍或功能衰竭而导致死亡。比如脑部肿瘤压迫破坏重要大脑区域，肺癌生长填充肺部空间导致呼吸困难、呼吸衰竭。

除此以外，如果癌细胞浸润生长导致某些重要管道堵塞，例如胰头癌导致胆总管堵塞，患者出现黄疸、肝功能严重受损，也可导致死亡。

2. 癌症转移

如果癌细胞没有生长在重要组织器官，是不是就可以高枕无忧了呢？

恶性肿瘤之所以"恶"，很大一部分原因是它会"悄悄"地转移。癌细胞会通过血液循环和淋巴循环散播到全身很多地方，在全身形成多个转移癌灶。更麻烦的是癌细胞常常转移到脑、肝、肺等重要组织器官，造成相应器官功能衰竭进而导致患者死亡。

黑色素瘤就是长在非重要组织器官，但仍然可导致患者死亡的典型代表。如果你看过电影《非诚勿扰2》，应该还记得在剧中，李香山因为脚上长了黑色素瘤，不久之后便离开了人世。

事实上，黑色素瘤多见于白种人，因在亚洲地区发病率较低，大家对它了解不多。《非诚勿扰2》让许多人第一次认识了这种病，但或许会有些疑惑，不就是在脚上长了个黑点吗，又没有长在什么重要地方，大不了截肢，怎么会致命？

黑色素瘤是来源于黑色素细胞恶性肿瘤，中老年人为主要发病人群，恶性程度极高，是皮肤恶性肿瘤中导致患者死亡的主要原因。虽然黑色素瘤多见于皮肤，但也可发生在皮肤 - 黏膜交界处、眼脉络膜和软脑膜。如果黑色素瘤细胞能够局限在皮肤黏膜局部生长，当然不会致命，但是问题在于，某些黑色素瘤虽然皮肤局部肿瘤看起来不大，但癌细胞却早已发生了局部扩散和远处重要器官转移，治疗起来很麻烦，手术切除局部癌灶不能解决问题，患者仍然可能会死亡。

3. 癌症并发症

癌症导致人死亡的另一个重要原因是并发症。以肝癌为例，可出现这些致命并发症：①上消化道出血，是肝癌常见并发症和导致死亡的主要原因之一，可发生于晚期肝癌患者，也可发生于早期肝癌合并肝硬化患者；②肝性脑病，又称为肝昏迷，是肝癌终末期常见并发症，导致 30% 左右肝癌患者死亡；③肝癌破裂出血，发病突然、急剧，且常伴休克，占肝癌死因的 9% ~ 10%；④肝肾综合征，肝癌患者在肝功能衰竭时，常会突然或逐渐发生少尿或无尿等肾功能衰竭症状；⑤感染及癌性发热，癌症患者免疫功能低下，容易发生感染性疾病，特别是某些原本存在于身体内的非致病微生物，会"趁火打劫"引发感染，使患者病情"雪上加霜"而导致死亡。

4. 恶病质，当你只能吃自己的时候

恶病质也可能导致癌症患者死亡，大部分晚期癌症患者会出现恶病质。

恶病质英文为 cachexia，意思是"状态很差"。一方面，癌细胞生长迅速，需要消耗机体大量营养物质与能量；另一方面，癌症患者常常由于食欲下降、恶心呕吐、消化能力下降、疼痛等因素，食物摄入减少。如果得不到及时有效的营养治疗，机体摄入与消耗处于持续失衡状态，患者组织器官功能受到严重损害，出现极度消瘦、贫血、无力、完全卧床，最终可因全身器官衰竭而死亡。

《营养》（*Nutrition*）期刊主编 Laviano 教授曾将癌症恶病质描述为 "When all you can eat is yourself"，即"当你只能吃自己的时候"，非常形象。

网络上有一种说法是"通过节食饿死癌细胞"，想一想就知道不靠谱儿。癌细胞大肆掠夺营养和能量，身体已经入不敷出，何况即使人不进食，癌细胞还是会抢夺正常细胞营养，最先饿死的不是癌细胞而是正常细胞，包括在我们体内负责清除病原体和癌细胞的免疫细胞，它们需要能量来打仗，饥饿会导致它们战斗力低下。

癌症患者该如何吃、如何维持良好营养状态，这个问题非常重要，有很多学问，本书第三部分会作进一步探讨。

重点提示

! 癌症导致患者死亡的原因有很多，包括癌细胞局部浸润生长、转移、并发症、恶病质……

（六）癌症会遗传吗

癌症到底会不会遗传？

家里多人患癌症就说明癌症会遗传吗？

亲人中若有人患癌症，我们离癌症还远吗？

这些都是大家非常关心的问题。

一位朋友最近也遇到了类似问题：单身多年，寻寻觅觅，她终于找到了心中的白马王子，与男朋友已到谈婚论嫁的地步；可

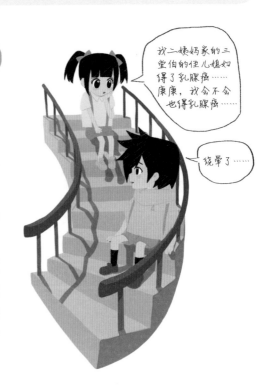

她父母在得知男方父母均患有癌症后，坚决反对他们在一起，原因很简单，说癌症会遗传，一是怕她的男朋友以后也会得癌症，二是担心癌症会遗传给后代。这一问题让她很苦恼，她不知道父母的担心是否有道理，如果没有道理，也不知道该从何入手去做他们的思想工作。

1. 癌症会不会遗传

癌症会遗传吗？对于这个问题，不能简单地回答"会"或者"不会"。

近年来，通过流行病学统计分析和人类基因组测序工作，发现的确有部分癌症存在家族遗传性，被称为"遗传性癌症"，但它们在癌症中所占比例不超过10%，另有10%～15%癌症与遗传有一定关系，也就是说有遗传倾向。大多数癌症与遗传没有明确的直接关系，生活方式和后天环境因素在大多数癌症发生中发挥着更重要作用。因此，癌症主要还是一种后天性疾病。

什么是"遗传性癌症"？虽然被称为"遗传性癌症"，但癌症本身不会遗传，而是遗传了致癌基因突变。

遗传性致癌基因突变在专业上被称为致病性胚系突变，可能来自父亲（精子）或母亲（卵子），也就是说存在于受精卵中，因此这个"坏"基因就存在于身体每一个细胞里，包括卵子或精子，这一突变基因可在家族里被一代又一代地遗传下去。

2020年10月在 *JAMA Oncology* 期刊上刊登了世界顶级癌症治疗机构梅奥诊所最新的研究，研究人员对共计2 984名癌症患者进行基因检测，涉及癌种包括乳腺癌、结直肠癌、肺癌、卵巢癌等。在2 984名患者中，一共有397名患者携带共计426种不同致病性胚系突变，整体来说有13.3%癌症患者存在遗传性癌症相关基因突变。

由于"遗传性癌症"与"坏"基因有关，所以癌症基因筛查应运而生。现在做癌症相关基因筛查的人越来越多，核心问题是：若某个基因突变了，是不是就一定会得癌症？

用个形象比喻来回答这个问题：遗传性致癌基因就像一把子弹已上膛的手枪，而后天环境因素则可以扣动扳机。子弹上膛了，但没扣扳机，没

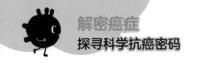

事儿；枪里没有子弹，扣了扳机，也没事儿；子弹上膛了，又扣了扳机，那，可能就有事儿了。

简而言之，后天环境因素在遗传相关癌症发病中也发挥一定作用。严格来讲，遗传因素和环境因素对不同类型癌症的影响不同：有些癌症受遗传影响大，后天环境给予很小力量就可以扣动扳机；有些癌症受环境因素影响大，虽然子弹本身威力小，但扣动扳机力量足够大，也会引发癌症。

换种说法就是：如果所遗传致癌基因足够强大，那么患上癌症的风险极高；如果这个坏基因不够强大，那么只能算遗传了癌症易感性，还需要后天环境因素推动和促进，才会发生癌症。

要特别说明一点，不是说父母没有给我们"坏"基因，就可以随心所欲。"枪里没有子弹，扣了扳机，也没事儿"只是一种暂时状态，如果长期暴露在致癌因素下，自身基因也会不断发生突变，基因突变一步步累积演变，假以时日，也可能"出事儿"。

最著名的遗传性致癌基因是 BRCA1 和 BRCA2，即乳腺癌 1 号基因和乳腺癌 2 号基因，它们分别于 1990 年和 1994 年被发现。这两个基因本质上是抑癌基因，相当于是能防止细胞癌变的刹车。

BRCA1 和 BRCA2 是癌症基因筛查中的明星基因，筛查不是检查是否有这两个基因，而是检测这两个基因是否存在会导致它们功能缺陷的突变，即检测这两个刹车功能状态。

目前已发现数百种 BRCA1 和 BRCA2 突变，其中某些突变会影响它们抑癌功能，增加患乳腺癌和卵巢癌风险。研究表明，BRCA1 基因突变者，患乳腺癌和卵巢癌的风险分别是 50%～85% 和 15%～45%；BRCA2 基因突变者，患乳腺癌和卵巢癌的风险分别是 50%～85% 和 10%～20%。

在 BRCA1 和 BRCA2 基因被发现近 20 年后，因为美国影星安吉丽娜·朱莉，普通民众开始关注这两个基因。她在 2013 年检查出带有 BRCA1 基因缺陷，毅然接受了预防性双侧乳腺切除，2015 年又摘除了双侧卵巢。安吉丽娜·朱莉所带 BRCA1 基因缺陷遗传自母系家族，她祖母和母亲就是因为患卵巢癌去世，而姨妈则因为患乳腺癌离开人世。当然，有人说查到癌基因就把乳腺和卵巢切除有点儿过激，这是个人对风险的评判和选择。

安吉丽娜·朱莉曾给《纽约时报》撰写文章，向社会公布了整个诊治经历，初衷是要唤起大家对这一类遗传性乳腺癌和卵巢癌的重视。正如她在文末所说：生命总是伴随无数挑战，唯有那些我们可以承担和掌控的挑战，才不会让我们心中恐惧。

另外，我们在实际生活中常常观察到同一家族内多人患癌症的现象，用专业术语来讲就是发现部分癌症存在家族聚集性，遇到这种情况，大家最关心的问题是：亲人中若有人患癌，我们离癌症还远吗？

癌症之所以出现家族聚集性，有多方面原因，要具体情况具体分析。癌症家族聚集性不完全等同于遗传性癌症，同一家族内有多人患癌症，可能因为大家遗传了"坏"基因，也可能因为家人有相似的不良生活习惯和生活环境。多数癌症是遗传与环境因素相互作用的结果，共同的生活环境和生活习惯，尤其是一些不健康的生活习惯，容易让家族里多人罹患癌症。

2. 如何判断家族里是否有遗传性癌症

随着医学、生物学和相关基因检测技术的快速发展，现在临床上对于常见致癌基因变异已经有相对应的检测技术，帮助医生和患者尽早发现癌症并建立治疗方案。对于家族遗传性癌症，尽早做检查显得尤为重要。

如何判断家族里是否有遗传性癌症呢？美国癌症协会建议如下。

☑ 家族成员是否患癌症时年纪较轻？（例如一个 20 岁家庭成员得了肠癌，就应该警惕是否存在遗传性癌症）

☑ 家族中是否有人患有多种癌症？

☑ 家族中是否有多个成员患儿童或青少年癌症？

☑ 家族里是否有多人患有相对较罕见的癌症，如肾癌？

☑ 家族里是否有人所患癌症存在于成对器官中，比如两只眼睛、双侧肾脏、双侧乳腺？

☑ 家族成员是否有人患上"离奇"癌症，比如男性患乳腺癌？

如果针对上述问题答案中有"是"，先不要恐慌，除了以上问题之外，还应进一步查看下面这些信息。

☑ 患癌症家庭成员跟你是何种亲戚关系，是否有血缘关系？如果有血缘关系，而且血缘关系很近，则应引起重视。

☑ 患癌症家庭成员是否有吸烟史或者其他致癌风险因素？一般来讲，如果他／她长期大量地接触烟草等明确致癌因素，那么，你得遗传性癌症的风险就低一些。

☑ 如果家庭有两个以上成员先后或同时得癌症，甚至是同一种癌症，还需要反思这个家庭的饮食习惯和生活方式，如果全家人长期饮食过咸，或脂肪摄入过多、超重、肥胖，那么这家人患上某些癌症的概率会增大。

一般来讲，结直肠癌、乳腺癌、卵巢癌与遗传关系较为紧密，如果亲人、特别是近亲中有人患上这几种癌症，要引起重视，需要根据上面判断标准，初步判断是否存在家族遗传性癌症可能。

前面已经讨论了乳腺癌和卵巢癌与 *BRCA1* 和 *BRCA2* 基因突变关系，下面来看看结直肠癌与遗传的关系。

10%～30% 结直肠癌患者具有家族聚集现象，且 5%～6% 遗传性结直肠癌发病与多种遗传综合征直接相关。下表中所列遗传综合征不仅与结直肠癌发病密切相关，而且还可能增加其他器官癌症风险（表 1）。

表 1 癌症相关遗传综合征

遗传综合征	基因	各器官癌症风险						
		乳腺	卵巢	子宫	结直肠	胃	胰腺	其他
林奇综合征	*MLH1*		√	√	√	√	√	√
	MSH2		√	√	√	√	√	√
	MSH6		√	√	√	√	√	√
	PMS2		√	√	√	√	√	√
	EPCAM		√	√	√	√	√	√
结直肠家族性腺瘤性息肉病	*APC*				√	√		√

续表

遗传综合征	基因	各器官癌症风险						
		乳腺	卵巢	子宫	结直肠	胃	胰腺	其他
结直肠 MUTYH-相关性息肉病	MUTYH				√			
多发性错构瘤综合征	PTEN	√		√	√			√
波伊茨-耶格综合征（黑斑息肉综合征）	STK11	√	√	√	√	√	√
利–弗劳梅尼综合征	TP53	√	√	√	√	√	√
幼年性息肉综合征	SMAD4				√	√	√	
	BMPR1A				√	√	√	

最后要强调一点，虽然结直肠癌、乳腺癌、卵巢癌等与遗传关系密切，但并不是所有结直肠癌或乳腺癌都与遗传相关。以乳腺癌为例来说明，流行病学调查显示，大部分乳腺癌属于散发病例。

3. 家族遗传性癌症，是认命，还是我命由我不由天

如果可能存在家族遗传性癌症，是认命，还是我命由我不由天？

从此食不知味、夜不能寐，肯定不可取！

而心存侥幸、极力回避，也不是明智选择！

不同类型家族遗传性癌症在具体应对策略上不尽相同，但有以下一些共同建议可供参考。

☑ 积极寻求专业医学咨询，如果参照以上"如何判断家族里是否有遗传性癌症"的内容，初步判断可能存在家族遗传性癌症，建议寻求专业医学咨询，对是否存在家族遗传性癌症进行专业分析评估。

☑ 及时进行相关癌症筛查，针对不同类型遗传性癌症，根据具体

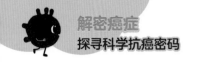
情况，定期进行相关癌症筛查，以便及早发现、及早治疗。

☑ 尽量减少接触外在致癌因素，对于存在家族遗传性癌症高危人群，尽量避免接触外在致癌诱因，改变不良生活方式和习惯，可以有效降低自己患癌的可能性。

☑ 及早发现、及早治疗，通过以上策略，实现癌症早诊断、早治疗，癌症就可能不是一种致命疾病。

因此，对于家族遗传性癌症，正确打开方式是"我命由我不由天"。

重点提示

❗ 癌症中，只有一少部分癌症具有明确遗传性或遗传倾向。

❗ "携带遗传性致癌基因"不等于"一定得癌症"，只是在外界环境暴露条件下，罹患某种癌症的风险更大。

❗ 提高防癌意识、改变不良生活方式、尽量避免接触致癌因素，可降低遗传性癌症风险者患癌症概率。

（七）癌症会传染吗

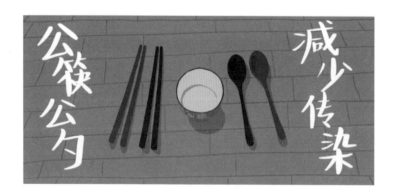

癌症会不会传染？这也是大家关心的问题，特别是家里有亲人患上癌症后，我们在照顾他/她时，可能心里隐隐有些担心，自己会不会因为癌症会传染也患上癌症？

1. 癌症会不会传染

　　癌症会传染吗？答案：癌症不是传染病，本身不会直接传染。

　　因为癌症可能出现家族性或聚集性发病，所以让人产生癌症会传染的错觉。

　　如果癌症出现家族性发病，首先要考虑遗传因素，即是否存在家族遗传性癌症；如果是一个村子或几个村子出现癌症聚集性发病，首先要考虑是否存在共同环境致癌因素（饮食、饮水、放射源等），即生活在某一地区人群因为长期接触环境致癌物，从而导致这一地区某种或某些癌症高发。由此可见，传染性因素不是首先要考虑的致癌因素。

　　但是，传染性因素在某些类型癌症发病中发挥一定作用，即在这些癌症发病中存在生物性致癌因素，因此，虽然癌症本身不具有传染性，但是与癌症发生密切相关的病原体可能具有一定传染性。

　　例如，乙型肝炎病毒感染导致慢性乙型肝炎是诱发肝癌的重要原因。由于乙型肝炎病毒可通过多种途径进行传播，即乙型肝炎病毒感染是一种传染病，从而造成肝癌传染的假象。

　　生物致癌因素是指某些细菌、病毒、寄生虫，这些病原体感染机体后，会通过不同机制导致或促进癌症发生：病原体会对机体细胞产生长期、慢性刺激，导致慢性炎症，促使细胞发生癌变；病毒基因嵌入人基因中，影响正常调控细胞生长增殖的基因功能，从而导致细胞癌变，这正是人乳头瘤病毒（human papilloma virus，HPV）导致子宫颈癌的主要致癌机制。

　　有资料显示，全球新发癌症患者中，17%与感染性疾病有关，在低收入国家，这一比例超过26%。通过阻止或控制这些感染性因素在人群中传播，对感染患者进行积极治疗，可以降低这类与生物性致癌因素相关癌症发病率。

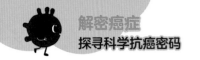

2. 与癌症有关的感染因素

目前，共12种病原体被世界卫生组织国际癌症研究机构（IARC）归入1类致癌物清单中（表2），有充分证据证明它们肯定对人致癌。

1种毒素：黄曲霉毒素（由黄曲霉和寄生曲霉某些菌株产生）。

1种细菌：幽门螺杆菌。

7种病毒：乙型肝炎病毒、丙型肝炎病毒、HPV、EB病毒、人类免疫缺陷病毒1型、人类嗜T淋巴细胞病毒-1、卡波西肉瘤疱疹病毒。

3种寄生虫：华支睾吸虫（肝吸虫）、泰国肝吸虫、埃及血吸虫。

其中，乙型肝炎病毒/丙型肝炎病毒、黄曲霉毒素与肝癌发生有关，HPV感染可导致子宫颈癌，而华支睾吸虫与原发性肝胆管癌发生有关，幽门螺杆菌感染则与胃癌发生密切相关。

表2　世界卫生组织国际癌症研究机构（IARC）1类致癌物清单中的生物致癌物

英文名称	中文名称	致癌性被确定时间/年
aflatoxins	黄曲霉毒素（由黄曲霉菌产生）	2012
clonorchis sinensis (infection with)	华支睾吸虫（感染）	2012
Epstein-Barr virus	爱泼斯坦-巴尔病毒（EB病毒）	2012
helicobacter pylori (infection with)	幽门螺杆菌（感染）	2012
hepatitis B virus (chronic infection with)	乙型肝炎病毒（慢性感染）	2012
hepatitis C virus (chronic infection with)	丙型肝炎病毒（慢性感染）	2012
human immunodeficiency virus type 1 (infection with)	人类免疫缺陷病毒1型（感染）	2012
human papillomavirus types 16, 18, 31, 33, 35, 39, 45, 51, 52, 56, 58, 59	人乳头瘤病毒16,18,31,33,35,39,45,51,52,56,58,59型	2012
human T-cell lymphotropic virus type I	人类嗜T淋巴细胞病毒1型	2012
Kaposi sarcoma herpesvirus	卡波西肉瘤疱疹病毒	2012
opisthorchis viverrini (infection with)	泰国肝吸虫（感染）	2012
schistosoma haematobium (infection with)	埃及血吸虫（感染）	2012

3. 如何防控感染导致癌症

如果能够防控上述 12 种生物性致癌因素，就可以有效降低感染相关的癌症发生。以下是相关防控要点举例说明。

✱ 人乳头瘤病毒（HPV）——子宫颈癌

HPV 感染是女性子宫颈癌发病的必要因素，全球 90% 以上的子宫颈癌与表 2 中所列高危型 HPV 感染有关，其中约 70% 的子宫颈癌与 HPV16 型和 HPV18 型感染有关。从 HPV 感染到发生子宫颈癌需要大约 8 到 12 年的时间。HPV 感染在人群中其实很常见，但绝大多数 HPV 感染为一过性感染，机体免疫力可将其清除，只有极少数感染者出现持续感染，进而可导致子宫颈上皮细胞癌变。德国科学家 Harald zur Hausen 教授因发现 HPV 导致子宫颈癌而获得了 2008 年诺贝尔生理学或医学奖。

高危型 HPV 感染除了与子宫颈癌发生密切相关外，还与外阴癌、阴茎癌、肛门直肠癌、口腔癌等发生也有关。

传播途径：性传播、密切接触、间接接触（感染者衣物、生活用品、用具等）、医源性感染、母婴传播。

预防：接种 HPV 疫苗可提高机体对 HPV 的免疫力，可以从根本上降低 HPV 感染的发生，从而降低子宫颈癌等相关癌症的发生风险。目前已上市的 HPV 疫苗有二价疫苗（针对 HPV16 和 18 型）、四价疫苗（针对 HPV6、11、16 和 18 型）和九价疫苗（针对 HPV6、11、16、18、31、33、45、52 和 58 型）。二价疫苗可预防 70% 左右子宫颈癌和与之相关的子宫颈癌高级别癌前病变；四价疫苗除了可预防 70% 子宫颈癌及子宫颈癌高级别病变，还能预防 90% 生殖器湿疣；九价疫苗可预防 90% 以上子宫颈癌，85% 外阴癌和阴道癌，90% 肛门癌，80% 高级别病变或不典型增生，以及 90% 生殖器湿疣。

另外，要注意个人卫生、注意性生活卫生。有性行为的女性，最好每年做一次相关筛查，包括妇科检查、宫颈细胞学检查、HPV-DNA 检测等。

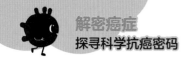
﹡幽门螺杆菌——胃癌

幽门螺杆菌是导致胃癌的重要致病因素，它是一种革兰氏阴性杆菌，生存能力极强，能够在胃强酸性环境中生存，是目前发现的唯一能够在胃里面生存的细菌。它存在于人体胃幽门部位，与胃溃疡、胃癌发生关系密切，有研究证实幽门螺杆菌感染者发生胃癌风险是无感染者 6 倍。

途径：口腔唾液，粪便经手、食物接触口，即幽门螺杆菌可通过粪 - 口途径和口 - 口途径传播。

预防：餐前洗手，尽量不要用口来喂食物，特别是大人不要将食物嚼碎了喂幼儿。为预防胃癌，建议牺牲点儿我们饮食文化中那份热闹，采用分餐制或使用公筷，并经常对餐具进行消毒。建议进行幽门螺杆菌感染检测，特别是接受过胃部手术、有过胃病或有胃癌家族史人群，以便及早发现感染者，及时使用抗生素杀灭幽门螺杆菌，进行根除性治疗。已有大量研究证实，根治幽门螺杆菌可以防止甚至逆转胃癌癌前病变。彻底消灭幽门螺杆菌并非难事，90% 感染者经过 1～2 周治疗后，体内幽门螺杆菌可被消灭殆尽。

﹡乙型肝炎病毒 / 丙型肝炎病毒——肝癌

在全球新发肝癌患者中，有 56% 与乙型肝炎病毒 / 丙型肝炎病毒感染有关，这两种病毒慢性感染与肝癌发生有着密切关系。

途径：血液传播、母婴传播、性传播等。

预防：对抗这两种致癌病毒最有效的办法就是接种疫苗 + 治疗。新生儿和未曾接种疫苗儿童，一定要接种乙肝疫苗，而乙型肝炎患者要坚持进行治疗；对于丙型肝炎病毒，虽然目前没有相关疫苗，但接受治疗后丙型肝炎患者治愈率已达 50%～80%。另外，建议献血或输血时去正规医疗机构，并做好婚检、孕检。

﹡华支睾吸虫——肝胆管癌

华支睾吸虫俗称肝吸虫，其成虫寄生在人体肝胆管内，可导致 20 多种并发症，包括急慢性胆囊炎、慢性胆管炎等，胆管局部慢性炎症促进胆管上皮细胞异常增生，从而可导致细胞癌变。

途径：生食或半生食含有肝吸虫囊蚴淡水鱼虾，生食或半生食在淡水、半咸水里生活过的海鱼也可能感染肝吸虫。

预防：不吃鱼生及未煮熟淡水鱼虾，也不要生食或半生食在淡水、半咸水里生活过的海鱼，注意将生吃、熟吃厨具分开使用。特别说明一点，不少人认为吃鱼生时蘸调料就可以杀虫消毒，但研究表明，肝吸虫囊蚴可以在醋中存活 2 小时，在酱油中存活 5 小时，所以鱼虾只有煮熟了才真正安全。

★ EB 病毒——鼻咽癌

EB 病毒主要感染人类口腔咽部上皮细胞和 B 淋巴细胞。鼻咽癌是一种常见的上皮细胞恶性肿瘤，多发生于 40 岁以上中老年人，我国南方（广东、广西、福建等）及东南亚是鼻咽癌高发区。鼻咽癌与 EB 病毒感染密切相关，鼻咽癌活检组织中可检出 EB 病毒。

途径：主要通过唾液传播。

预防：注意避免口对口传播和喷嚏飞沫传播。

总体来说，要想远离致癌微生物，建议远离毒品，洁身自好；尽量避免使用血液等生物制品；进行有创伤操作如拔牙、文身等一定要选择正规机构；日常生活中讲究个人卫生，尽量实行分餐制。思想上重视，战术上养成良好生活习惯和个人卫生习惯，从各个方面防控感染，远离癌症。

重点提示

❶ 癌细胞不会传染，握手不会、吃饭不会、亲吻也不会。

❶ 但是，一些可能导致癌症发生的细菌或病毒具有传染性。

❶ 思想上要重视，战术上养成良好生活习惯和个人卫生习惯，从各个方面防控感染，远离癌症。

（八）致癌物清单

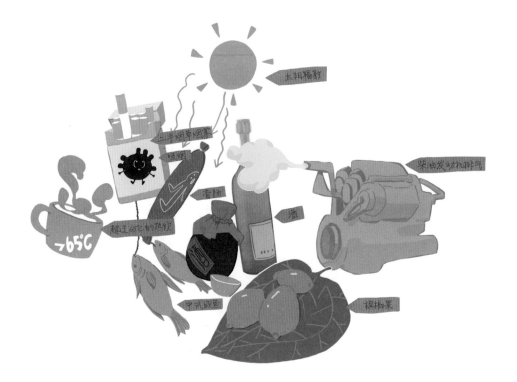

　　癌症不是一种单一因素导致的疾病，基因、生活方式和周围环境中的许多因素，都可能会增加患癌风险。研究表明，通过消除或降低生活方式和环境风险因素暴露，可以避免 1/3 ~ 2/5 新增癌症，因此，了解致癌物对于癌症预防非常重要。

　　致癌物是大众非常关注的话题，所以网上的相关资讯也铺天盖地，让人真假难辨。有些文章更是赤裸裸的标题党，诸如"这个东西吃了必得癌症""这些致癌食物，你吃了几种？""不看后悔，全家人得癌症就是因为接触了它"等等，光看标题就会把人吓得不轻。

　　致癌物确实存在吗？有可靠致癌物清单吗？

1. 这份致癌物清单请收下

致癌物确实存在，最可靠致癌物清单来自世界卫生组织下属的国际癌症研究机构（IARC）。2020 年 11 月 27 日，IARC 对最新致癌物清单进行了更新，致癌物分类标准由原来 4 类 5 组（1 类、2A 类、2B 类、3 类和 4 类）简化为 3 类 4 组（1 类、2A 类、2B 类和 3 类），即将原来第 3 类和第 4 类致癌物进行了合并。在这一最新致癌物清单中包含了 1 023 种致癌物。

1 类致癌物：121 种。

2A 类致癌物：89 种。

2B 类致癌物：315 种。

3 类致癌物：498 种。

1 类致癌物对人体具有明确致癌性，有充分证据证明它们对人类具有致癌性，与我们日常生活密切相关常见 1 类致癌物见表 3。

2A 类致癌物很可能对人体产生致癌性，这类物质对人体致癌可能性较高，在动物实验中致癌性证据充分，对人体虽有理论上的致癌性，但实验性证据有限。

2B 类致癌物可能对人体有致癌性，人体致癌性证据有限，动物实验中有足够致癌证据。

3 类致癌物目前尚无法分辨是否有致癌性。不属于以上类别的物质通常被放在这个类别中。

表 3　世界卫生组织国际癌症研究机构 1 类致癌物清单中常见致癌物

英文名称	中文名称	致癌性被确定 时间 / 年
acetaldehyde associated with consumption of alcoholic beverages	与饮用含酒精饮料有关的乙醛	2012
aflatoxins	黄曲霉毒素	2012
alcoholic beverages	含酒精饮料	2012
areca nut	槟榔果	2012

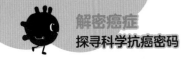
续表

英文名称	中文名称	致癌性被确定时间 / 年
aristolochic acid	马兜铃酸	2012
aristolochic acid, plants containing	含马兜铃酸植物	2012
benzo[a]pyrene	苯并 [α] 芘	2012
betel quid with tobacco	含烟草槟榔	2012
betel quid without tobacco	不含烟草槟榔	2012
engine exhaust, diesel	柴油发动机排气	2014
estrogen therapy, postmenopausal	绝经后雌激素治疗	2012
estrogen-progestogen menopausal therapy (combined)	雌激素 - 孕激素更年期治疗（合用）	2012
estrogen-progestogen oral contraceptives (combined)	雌激素 - 孕激素口服避孕药（合用）	2012
ethanol in alcoholic beverages	含酒精饮料中的乙醇	2012
Ionizing radiation (all types)	电离辐射（所有类型）	2012
outdoor air pollution	室外空气污染	2016
outdoor air pollution, particulate matter in	含颗粒物室外空气污染	2016
processed meat (consumption of)	加工肉类（食用）	2018
salted fish, Chinese-style	中式咸鱼	2012
solar radiation	太阳辐射	2012
tobacco smoke, second-hand	二手烟草烟雾	2012
tobacco smoking	吸烟	2012
tobacco, smokeless	无烟烟草	2012
ultraviolet-emitting tanning devices	紫外发光日光浴设备	2012
Ultraviolet radiation (wavelengths 100-400 nm, encompassing UVA, UVB, and UVC)	紫外线辐射（波长 100 ～ 400nm，包括 UVA、UVB 和 UVC）	2018
X- and Gamma-Radiation	X 射线和伽马（γ）射线辐射	2012

2. 生活中常见致癌物

黄曲霉毒素： 是目前我们所知最强生物致癌剂之一，早在1993年就被IARC认定为1类致癌物，主要由黄曲霉和寄生曲霉某些菌株产生。除乙型肝炎病毒和丙型肝炎病毒慢性感染外，黄曲霉毒素污染被公认为肝癌另一重要诱发因素。

发霉花生、谷物、玉米，带苦味坚果中都极可能含有黄曲霉毒素。由于280℃以上高温才能分解黄曲霉毒素，所以食物一旦过期或者霉变千万别舍不得扔掉。除此以外，筷子、菜板、洗碗布等最容易被大家忽视，它们很容易滋生细菌甚至黄曲霉菌，所以平时要注意清洗干净、保持干燥，而且使用一段时间后要及时更换。

苯并芘： 是一种有机化合物，大家不一定听说过它。冒烟的地方大多能发现它的"身影"，如煤、木炭、枯木、野草等燃烧，以及高温烹调食物等，都可能产生苯并芘。在日常生活中常常通过以下这些途径接触苯并芘。

（1）汽车尾气，其中含有较多苯并芘。

（2）高温油炸食品，多次反复高温加热植物油，以及食用油加热到270℃以上时所产生的油烟中，均含有苯并芘。

（3）熏烤食品，因为熏烤时木炭燃料烟雾中含有苯并芘，肉被熏烤时也会产生苯并芘。

以上1类致癌物，肉眼一般看不见，以下这些是日常生活中常常接触而且肉眼可见致癌物。

烟、酒、槟榔果： 毋庸置疑，烟和酒是两类最重要的致癌物，它们与健康和癌症关系太密切了，所以后面会将它们单列出来，详细说明。这里要介绍另一种让人上瘾的东西，即槟榔果。我国许多地方民众喜爱嚼槟榔，这一习惯俨然已成为一种文化。

槟榔生长在热带地区，有一定药用价值，但更适合作为药物使用，不适合作为零食长期食用。因为经常嚼槟榔危害很大，不仅会损伤牙齿和口腔黏膜，而且在IARC致癌物清单中槟榔被列为1类致癌物，包括槟榔果、含烟草槟榔、不含烟草槟榔块。

大量研究证据表明，嚼槟榔与口腔癌发生密切相关。槟榔中含有槟榔

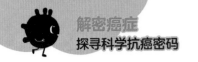
碱、亚硝胺等，它们都具有致癌性，咀嚼槟榔越频繁，咀嚼时间越长，患口腔癌风险越高。如果同时嚼槟榔、吸烟及饮酒，患口腔癌的危险将进一步增加。

咸鱼： 在 IARC 发布的 1 类致癌物中，咸鱼赫然在列，而且还特别标注是"中国式"（Chinese-style）。咸鱼致癌，罪魁祸首是制作过程中产生了亚硝基化合物，这些亚硝基化合物，比如亚硝基二甲胺，已有大量实验数据表明具有致癌性。咸鱼和鼻咽癌、食管癌、胃癌的发生率呈正相关，而且年龄越小，食用量越大，食用频率越高，罹患以上三类癌症的风险也越大。有句玩笑话用在这里很合适，"咸鱼"是翻不了身了！

加工肉类与红肉： 加工肉类首次被列入 1 类致癌物时，曾引起不小轰动。加工肉类指经过盐腌、风干、发酵、烟熏或其他处理用以提升口感或延长保存时间的任何肉类，包括火腿、香肠、腊肉、培根、牛肉干等，是很多吃货的最爱。

加工肉类不是健康食物，大多数人还是能够接受这一观点，那么新鲜肉类呢？在 IARC 致癌物清单中，新鲜牛、羊、猪肉等红肉也被列为可能致癌物，属 2A 类致癌物。

已有大量流行病学报告发现食用红肉确实与肠癌、乳腺癌、非吸烟者肺癌发生有关。红肉与癌症风险增加相关也算得上是老生常谈了，但是其中原因一直让人很困惑：同样作为肉类，为什么鸡、鸭、鱼肉等白肉相对更健康，没道理只有红肉会致癌。

2008 年，Harald zur Hausen 因为揭示了人乳头瘤病毒（HPV）感染会导致子宫颈癌而站上了诺贝尔奖领奖台。在获奖演说中，这位一生致力于致癌病毒研究的科学家在演讲结尾提出了一个新假设，即可能在牛体内存在一种尚未确定的病原体，它们在红肉致癌中发挥作用。此后 Harald zur Hausen 和另一位科学家 Ethel-Michele de Villiers 所带领的研究团队发现在奶牛血清以及牛奶和奶制品中存在一类新型病原体，其特性介于病毒和细菌之间，被命名为牛肉和牛奶因子（bovine meat and milk factors，BMMF）。

2021 年 3 月 23 日，该科研团队在《美国国家科学院院刊》（*Proceedings of the National Academy of Sciences of the United States of America*）期刊上发表了最新研究成果，发现 BMMF 会引发大肠隐窝慢性炎症，并由此带

来氧化应激水平升高，进而诱导位于肠隐窝中的肠道干细胞发生基因突变，癌症有可能就这样发生了。

当然，红肉致癌是否确实与上述 BMMF 有关还是另有其他原因，尚无定论，还需要后续更多研究来阐明。

加工肉和红肉致癌，那我们还能不能吃这些肉类？当然可以，它们是机体营养物质重要来源，适当限制这些肉类摄入，少量、适量摄入没有问题。建议多用新鲜白肉也就是鸡、鸭、鱼肉代替红肉和加工肉，还要多吃蔬菜、水果等，平衡膳食最重要。

咖啡与热饮： 最后来说一说咖啡与热饮。2018 年，某品牌咖啡中含有 2A 类致癌物丙烯酰胺事情闹得沸沸扬扬，关于咖啡是否致癌的问题再次被大家关注。

丙烯酰胺是一种化学物质，它确实被列为 2A 类致癌物。但是，丙烯酰胺不只存在于咖啡中，它其实广泛存在于煎炸、烧烤、烘焙食物中，所有富含碳水化合物和蛋白质食物经过超过 120℃高温都会生成丙烯酰胺，它使食物变得金黄、变得很香。

而"咖啡致癌"已经说了很多年，在 1991 年，咖啡曾被列为 2A 类致癌物，但在最新致癌物清单中，咖啡被归入了 3 类，意思是"不能确定对人有致癌性"。

但是，喝咖啡不能太烫，因为超过 65℃热饮已被列为 2A 类致癌物。不仅喝咖啡不能太烫，喝茶、喝热水也不能太烫，会增加患食管癌风险。在我们饮食文化里有一种说法是"趁热吃或趁热喝"，这个观念是时候该改一改了。

为什么是 65℃？而不是 80℃或者 50℃？

之所以设定 65℃，是因为我们食管覆盖着柔软黏膜。一般认为，适宜进食温度范围在 10 ~ 40℃，黏膜能耐受高温范围是 50 ~ 60℃，65℃算是一个保守分界线了。超过 65℃，就会直接烫伤黏膜。这种损伤我们察觉不到，只会觉得一口下去热气腾腾。偶尔一两次烫伤黏膜可以修复，但是如果食管黏膜被反复烫伤，细胞反复分裂增殖，黏膜细胞就会变得很"顽劣"，食管黏膜可能会从浅表性炎症、溃疡发展为异化增生，甚至导致癌症。

有人说"长期喝 65℃以上热水相当于喝致癌物"，虽然有点儿夸张，

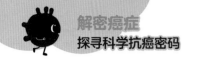
但也有一定道理。

怎样才能知道温度"不高于65℃"？在现实生活中，不可能边吃东西边用温度计测量。一般来说，刚出锅的食物、刚泡好的热茶或咖啡，稍微晾一晾，先吹吹气，抿嘴试探下，感觉烫嘴就说明超过65℃了，等不烫嘴了再吃、再喝。

3. 如何理性对待致癌物

分享致癌物清单，不是为了制造恐慌，让大家草木皆兵，而是希望我们在对致癌物有所了解的基础上，理性对待致癌物。

显而易见，我们不可能生活在一个完全无致癌物的真空环境中。理性对待致癌物，对于能够避免接触的致癌物，尽量避免接触，如果无法避免接触，则尽量减少接触。除此以外，要特别强调以下两点。

首先要明确，IARC对致癌物进行分类，不是依据该物质的致癌能力强弱，而是其致癌证据确凿程度，致癌物级别越高，说明它致癌证据越明确、致癌性越肯定，换言之，致癌物分类、接触多少与患癌没有必然联系。

其次，"量变决定质变"，致癌物要导致癌症，取决于接触量、接触频次、接触累积时间等，离开这些来空谈致癌性都不科学。例如，一个月吃两三次咸鱼，每次吃一小条，浅尝即止，问题并不大；同样道理，吃一顿烤肉不会对身体造成伤害，可是如果顿顿不离烤肉问题就比较大了。

所以，吃了致癌物清单上所列食物不一定会患上癌症，完全不吃也不一定能幸免，总体来说，癌症发生是遗传、生活方式、饮食习惯等各种因素综合作用的结果。

重点提示

❗ 最可靠的致癌物清单是世界卫生组织下属的国际癌症研究机构（IARC）所列清单。

❗ 理性对待致癌物，既不要置若罔闻，也不要草木皆兵。

（九）饮酒是重要致癌因素

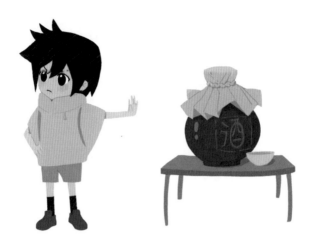

关于饮酒，首先要明确，无论白酒、红酒、黄酒还是啤酒，都含有酒精，化学名为乙醇。

在 IARC 发布的 1 类致癌物清单中，酒精换了不同"马甲"，反复出现在榜单中，包括"与饮用含酒精饮料有关的乙醛"（acetaldehyde associated with consumption of alcoholic beverages）、"含酒精饮料"（alcoholic beverages）、"含酒精饮料中的乙醇"（ethanol in alcoholic beverages）。

虽然酒精与癌症相关不是什么新鲜事儿，但是公众对此认识不足，美国临床肿瘤学会（American Society of Clinical Oncology，ASCO）作为全球临床肿瘤学科权威组织，于 2017 年 11 月 7 日在《临床肿瘤学期刊》（*Journal of Clinical Oncology*）上首次郑重发文，明确指出"饮酒是重要致癌因素"，以唤起民众重视并推动公共卫生层面干预，通过限制饮酒，降低患癌风险。这项声明得到了多家媒体的广泛报道，包括《纽约时报》和《时代期刊》等众多媒体都专门撰文讨论。

通过本书，希望再次传递这一信息，"饮酒是重要致癌因素"。不管你对此是满腹疑问，还是半信半疑，请耐心阅读以下文字，相信能够找到说服你的证据。

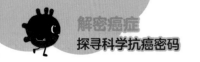

1. 饮酒与癌症究竟有多大关系

已有大量研究数据表明，在致癌道路上，酒精作出了"卓越贡献"。

2018年WHO发布资料显示，全球每年约有3 300 000人因酒精死亡，这其中相当一部分人因酒精相关癌症死亡。ASCO在声明中指出，全世界每年5.5%新增癌症和5.8%癌症死亡与饮酒有关。相当于每18个癌症患者中有1人，每17个癌症死亡患者中有1人，他们患上癌症或者因癌症死亡都与饮酒脱不了干系。

所以，酒与癌症关系很明确，俗话说"近水楼台先得月"，酒精直接接触的组织患癌风险最大。有充分证据表明酒精会提高口腔癌、喉癌、食管癌、胃癌、肝癌、结直肠癌、乳腺癌等发生风险，还有部分研究显示酒精可能导致肺癌、胰腺癌和皮肤癌。

如果确实非常想喝两口，在酒精与癌症"纠缠不休"的关系中，是否存在所谓的安全剂量？中国有句老话"小酌怡情，大醉伤身"，但是何为小酌？估计就像读《哈姆雷特》：一千个读者，一千个哈姆雷特。

《中国居民膳食指南（2016）》建议，男性一天饮用酒精量不超过25g，女性不超过15g，否则即为饮酒过量。

大概换算下，25g酒精量相当于……

白酒：不超过1两（50g）。

啤酒：不超过1瓶。

红酒：1红酒杯左右。

虽然许多国家包括我国都发布了推荐最低饮酒标准，但是近年来越来越多发表在多种顶级学术期刊上的研究报道表明，从酒精致癌角度，最安全的饮酒量是0，即不饮酒。例如，2015年发表在《英国医学期刊》（*British Medical Journal*）上一项研究发现，即使少量饮酒，也会增加癌症发病风险，对于女性来说，更不应该喝酒，就算每天只喝一小杯酒，女性患乳腺癌风险也会明显增加。

虽然少量饮酒仍会增加癌症风险，那它对身体是否有其他方面益处？毕竟"小酌怡情"的观点已被大家广泛接受，具体来讲有"适量饮酒可以软化血管，有益心脑血管健康"等，这些说法听起来很有道理。

但是，2018 年 4 月 14 日，一项由剑桥大学牵头联合多个国家 120 余位学者合作完成研究结果发表在全球顶级医学期刊《柳叶刀》（*Lancet*）上，为适量饮酒有益健康的观点浇了一瓢冷水。研究者们花了 11 年时间，跟踪随访了来自 19 个高收入国家 59 万多名参与者，研究他们饮酒量与全因死亡率以及各种心血管疾病风险之间的关系，结果让人震惊：饮酒不能带来任何健康收益，饮酒会提高各种类型卒中、冠心病、心衰发生率和全因死亡率，适量饮酒有益心脑血管健康的说法根本就不存在！这项研究还提供了明确证据，提醒多个国家均需调整现有推荐饮酒标准，标准还得再降低一点儿。

既然所谓适量饮酒有益心脑血管健康说法站不住脚，那么喝酒就更不划算了，所以要限制酒精摄入，最好滴酒不沾。

如果你本身就不喜欢饮酒，最好不要开始。

如果你以前饮酒比较多，那就从现在开始减少饮酒量、进而戒酒。有研究表明，戒酒 20 年，得口腔癌、咽喉癌和食管癌等癌症风险和不饮酒人基本一样。

记住一句话，"从现在开始行动，身体慢慢就会获益"，这不仅适用于戒酒，也适用于后面即将讲到的戒烟、运动、情绪调节等。

2. 为什么饮酒会致癌

酒精，化学名是乙醇，其本身并不是致癌物，它是人饮酒后感觉很"嗨"的主要原因，也会导致人喝醉后胡言乱语，检查是否酒驾，主要也是查它在体内的含量。

乙醇不是致癌物，那酒里面什么致癌？要回答这个问题，得先了解乙醇在体内的分解代谢过程。

如下图所示，乙醇在体内分解代谢主要依靠两种酶，即乙醇脱氢酶（ADH）和乙醛脱氢酶（ALDH）。首先，乙醇会在乙醇脱氢酶（ADH）作用下分解为乙醛，再在乙醛

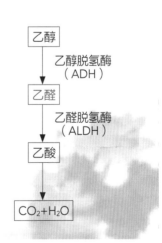

乙醇
↓ 乙醇脱氢酶（ADH）
乙醛
↓ 乙醛脱氢酶（ALDH）
乙酸
↓
$CO_2 + H_2O$

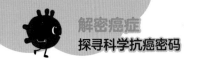

脱氢酶（ALDH）作用下分解为乙酸，乙酸最后会被分解为水和二氧化碳排出体外，至此乙醇体内代谢完成。乙酸是食用醋中的主要成分，没有致癌性，但中间代谢产物乙醛就厉害了，已有大量研究证实其具有致癌性。

乙醛主要通过两个机制致癌：第一是乙醛能直接结合 DNA，导致基因突变；第二是乙醛可以导致细胞死亡，诱发慢性炎症和细胞复制，增加细胞癌变风险。

但公众对酒具有致癌性认识普遍不足，还有许多人想为酒辩解、为其"洗白"。2018 年 1 月 11 日，顶尖学术期刊《自然》（Nature）上发表了一篇重磅论文：剑桥大学科学家通过动物模型，发现酒精代谢产物乙醛会对造血干细胞造成显著影响，喝酒能直接导致干细胞基因发生不可逆突变。这一研究再次证明了一个重要结论：饮酒可能会致癌！

3. 中国人饮酒可能更容易致癌

酒，是中国文化中不可或缺的一部分，风流人物壮志豪情，好像都应该有美酒相伴。既有"劝君更尽一杯酒，西出阳关无故人"的深挚情谊，有"五花马，千金裘，呼儿将出换美酒，与尔同销万古愁"的豪迈，还有"抽刀断水水更流，举杯浇愁愁更愁"的悲情。陆游更是说出许多人的心声："但愿身强健，朝暮常饮酒"。

但是有一种说法，"中国人饮酒可能更容易致癌"，这是谣言，还是真知？让我们来将一将，看看这一说法是否靠谱儿。

☑ 将乙醛分解为乙酸需要乙醛脱氢酶（ALDH），体内有 3 种乙醛脱氢酶，分别为乙醛脱氢酶 1、2 和 3（ALDH1，ALDH2，ALDH3），其中 ALDH2 起主要作用。

☑ 人群中 ALDH2 存在 3 种基因型：野生型（GG）具有正常酶活性，突变杂合型（GA）酶活性部分下降，突变纯合型（AA）酶基本失活。因此，如果基因突变导致 ALDH2 功能缺失或下降，则乙醛不能及时被分解为乙酸而在体内蓄积。由于乙醛具有毛细血管扩张功能，从而导致脸色泛红、皮肤潮红等现象，也即饮酒"上脸"或"上头"。

☑ ALDH2 基因突变存在明显地区差异，在欧洲人中很少发现乙醛脱氢酶基因缺陷者，而在亚洲人群中突变率较高，如中国人群突变率约为 30%，这是导致亚洲人"不胜酒力"的主要原因。

☑ 据上述 2018 年 1 月 11 日《自然》期刊上那篇论文报道，携带 ALDH2 基因缺陷的老鼠饮酒后，基因突变数量是普通老鼠的 4 倍。这为 ALDH2 基因缺陷与饮酒致癌性相关提供了最直接证据，这正是该论文被广泛关注的原因。

☑ 许多中国人存在 ALDH2 基因缺陷，他们更易受到酒精和乙醛的伤害，所以中国人饮酒更容易患癌。不要听信劝酒时"脸红正喝得"说法，如果一喝酒就脸红，更应该放下酒杯。

重点提示

❗ 饮酒肯定会提高患癌风险。
❗ 饮酒后脸红的人，面临更高的患癌风险。

（十）吸烟引发肺癌

关于烟草，大家也许在网上看见过一个新闻，说是有一位老奶奶，一天两包烟、半斤酒，她霸气地对记者说："那个劝我戒烟的医生早死了。"

不少烟民因此理直气壮地认为没有必要戒烟，真是这样吗？

虽然吸烟引发肺癌是老生常谈，但相信

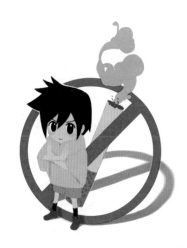

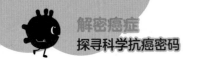
你能从下面的文字中获得些新知。

1. 吸烟引发肺癌的证据

肯定有无数人告诉过你"吸烟引发肺癌"。抛出一个观点容易，要想证明它往往很难。科学家们花了几十年时间，终于找到了相关证据，看看以下证据能否让你信服。

☑ 烟草开始流行之前，肺癌是一种罕见病：100 多年前，也就是 1900 年之前，肺癌是一种罕见疾病，直到 1900 年，关于肺癌的公开医学记录，一共才有 140 份。与此相对应，100 多年前，市场上香烟很少，也很少人吸烟。

☑ 烟草开始流行之后，肺癌发病率开始直线上升：从 1920 年开始，也就是差不多第一次世界大战结束以后，患肺癌的人突然变多了。与此相对应，吸烟者数量在这一时期也一路飙升，因为在残酷而漫长的战争中，很多士兵用香烟缓解焦虑，香烟成了士兵们的刚需；而且在 1920 年后，女权主义逐渐兴起，香烟被女权主义者看作女性自主独立的象征，因此许多女性开始吸烟。

但是，肺癌发病率激增与吸烟人群飙升只是同时出现，据此就说烟草流行是将肺癌从"罕见病"解绑为"癌症头号杀手"的罪魁祸首，还无法让人信服，请继续看下面证据。

☑ 1939 年，德国医生穆勒研究了 86 个肺癌患者与几十个正常人，发现肺癌组吸烟率更高。1948 年，英国科学家多尔和希尔进行了类似研究，但研究规模更大，肺癌组和对照组各有 709 人，结果发现肺癌患者普遍烟瘾更重。这种将肺癌患者与健康人进行比较研究属于回顾性研究，有点儿像"马后炮"，还不能完全锁定烟草与肺癌的关系。

☑ 为了获取更有力证据，从 1951 年开始，多尔和希尔开展了一场以 4 万名医生为研究对象、持续 50 年的前瞻性配对调查。到 1956 年时，该研究初步结果显示，已有 1 714 位医生因患各种疾病去世，分析发现，吸烟组有更多人得肺癌，而在这 1 714 位去世医生中，吸烟组因肺癌死亡人也更多。这一研究一直持续到 2001 年，用了 50 年时间，在排除各种干扰因素之后，证明吸烟是引发肺癌的重要原因。

☑ 近年来通过大数据统计分析显示，6 个吸烟者会有 1 位在 75 岁之前死于肺癌。如果每天吸烟量超过 5 支，那么 4 个人里，会有 1 位死于肺癌。很多烟民会说，看看某某，人家吸了一辈子烟，90 多岁了还活得精神抖擞。可是，对吸烟抱有侥幸心，就像玩左轮手枪，6 个枪孔里有一颗或两颗子弹，不中枪概率确实大于中枪概率，但你敢扣动扳机吗？

☑ 换个角度来看吸烟与肺癌的关系，2021 年 1 月美国癌症协会（American Cancer Society，ACS）在国际权威医学期刊《临床医师癌症期刊》（*CA：A Cancer Journal of Clinicians*）上发布了 2021 年度美国癌症统计报告。报告显示，从 1991 年到 2018 年，美国癌症总体死亡率下降 31%，其中，美国男性肺癌死亡率较高峰时下降了 50% 以上，女性肺癌死亡率下降了近 30%，由此可见，美国癌症死亡率之所以下降，肺癌死亡率下降作出了巨大贡献。

报告中还显示，美国癌症死亡率下降主要得益于控烟、癌症筛查以及医疗技术进步，注意了，控烟排在第一位。美国全民吸烟率在 1960 年之前呈直线上升趋势，60 年代开始推行严格控烟政策，对香烟宣传、销售和吸烟地点等进行严格法律限制，因此从 70 年代开始吸烟率呈现持续下降趋势，成人吸烟率从超过 40% 下降到 12%；与此相对应，美国肺癌死亡率在 1990 年

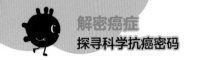

之前呈直线上升，1990 开始突然下降并持续至今。也就是说，美国在 70 年代吸烟率开始下降，其效果过了 20 年即在 1990 年左右体现出来，肺癌死亡率也开始下降。

如果以上数据仍然不足以让你相信吸烟会引发肺癌，那么直接来点儿"干货"。

☑ 吸烟"改命"：2019 年 5 月 2 日，剑桥大学和伦敦大学国王学院学者们在顶级学术期刊《细胞》（Cell）发表了研究报道，他们研究了 79 种致癌物质或环境因素，用它们分别处理人诱导多能干细胞，通过与未经处理对照组进行比较，寻找致癌物质在干细胞基因中留下的独特"犯罪"标记，最后绘制出了 41 种致癌物诱导基因突变特征图谱，并找到了这些突变相对应癌症类型。
由于香烟在致癌路上一路"高歌猛进"，自然是学者们重点研究对象。他们选择了烟草烟雾中重要致癌物质苯并芘进行研究，发现苯并芘可诱导 DNA 上 CC 碱基"一对对"地突变为 AA 碱基，这一基因突变占总突变 53% ~ 70%，最让人震惊之处在于这种突变类型与在吸烟肺癌患者中检测到的突变类型具有很强相似性。通俗地来讲就是，用烟草烟雾中苯并芘直接处理干细胞所造成的基因突变，跟在吸烟肺癌患者检测到的基因突变差不多。

这说明什么？给你一个眼神自己体会：烟草把干细胞基因都篡改了！
这篇文章的研究结果，让人想起很多人熟悉的一句话"你的气质里藏着你走过的路，读过的书以及你爱过的人"，用到这里就是"你的 DNA 里藏着你抽过的烟，吃过的药，甚至晒过的太阳"，它们都有可能在你的 DNA 上留下独特印记，而且很有可能，会增加某些癌症患病风险。所以，如果能够尽量减少后天因素对你基因的恶意改造，许多癌症便可以预防。

最后要强调一点，吸烟危害远不止可能导致肺癌，吸烟还跟其他许多癌症发生有关。而且除引发癌症外，吸烟还会导致许多其他"要命"的疾病：慢性阻塞性肺疾病、缺血性心脏病、卒中等。

2. 一人吸烟等于全家吸烟，真的是这样吗

列举了那么多证据，如果还是不能说服你戒烟，那么，让我们再换个角度来讨论吸烟与肺癌问题。

对于老烟民来说，戒烟确实是一种严峻考验，所以许多人干脆选择放弃。由于他们其实很清楚吸烟的危害性，也知道二手烟的危害，所以很多老烟民会选择尽量避免在家人（特别是孩子）面前吸烟，认为这样家人就不会被香烟危害。但是，有种说法，"一人吸烟等于全家吸烟"，真的是这样吗？

先来说说什么是一手烟和二手烟，两者到底有何区别？

一手烟是吸烟者在烟草制品燃烧时直接吸入体内的烟雾。二手烟则是指吸烟者吐出的烟雾，以及烟草制品燃烧时，从烟头直接进入空气的烟雾。一手烟和二手烟都属于烟草制品烟雾，在成分上几乎没有差别，均含有数百种有害物质，其中至少 69 种为致癌物，包括大家熟知的三大有害物质尼古丁、一氧化碳和焦油，也包括大家不太熟悉的强致癌物苯并芘。

曾经在朋友圈流传着这样一种说法："二手烟比一手烟危害大，所以不如去吸一手烟"，二手烟比一手烟危害大，是吗？当然不是！

由于烟草制品在燃烧时，常常燃烧不充分，而在燃烧不充分情况下，单位质量二手烟有害成分含量比一手烟有害成分含量高几倍甚至几十倍，但这并不代表吸二手烟比一手烟危害大。因为吸烟者会吸入一手烟和二手烟混合物，而且只要吸烟，就会时刻将自己暴露于烟雾中，而二手烟受害者暴露于二手烟中的时间和剂量肯定要远远小于吸烟者。

除了一手烟和二手烟，人们更需要警惕三手烟。只要你吸烟，不管是在阳台还是在楼下花园，都无法避免烟草伤害挚爱亲人，因为还有三手烟这个像"幽灵"一样的存在物。

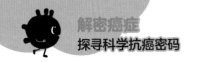

三手烟这一概念最早由美国哈佛癌症中心于 2009 年提出，是指烟民"吞云吐雾"后留在衣服、墙壁、地毯、家具甚至头发和皮肤上的烟草残留物，它们还会和室内其他污染物（如亚硝酸、臭氧）发生化学反应，进一步产生有毒物质。

加州大学伯克利实验室研究人员分析过三手烟主要成分，结果发现残留尼古丁会与室内常见空气污染物发生化学反应，形成具有致癌性的烟草特异性亚硝胺，它们不仅会造成人体细胞 DNA 损伤，在小鼠实验中发现还会影响免疫系统发育。

过去关于三手烟研究都是在体外培养细胞或体内动物模型上进行，来自加州大学河滨分校 Talbot 团队开展了全球第一个三手烟（THS）人体研究，发现健康女性在受三手烟污染空间停留 3 小时，鼻腔上皮细胞就有 389 个基因发生了异常改变，这些异常基因大多与线粒体活性、氧化应激、DNA 修复、细胞生存和死亡相关，而且推测肺部细胞可能也发生了类似变化。当然了，接触三手烟 3 小时不会让你得癌症，但如果有人在家里，或者在车上经常接触三手烟，就会对健康产生影响，长期接触可能会导致癌症。

总而言之，三手烟已被公认是危害最广泛、最严重的室内空气污染。

另外，要强调一点，三手烟对婴幼儿伤害尤为严重。伯克利实验室研究人员发现，新生小鼠接触经烟草熏过的布以后，小鼠前 3 周体重明显低于对照组小鼠，而且暴露于三手烟新生小鼠的免疫细胞数量会发生改变。

婴幼儿需要特别防备三手烟，其原因在于：首先，婴幼儿免疫系统还未发育成熟，较为脆弱；其次，婴幼儿和儿童正处在生长发育高速阶段，新陈代谢旺盛；最后，孩子常常在地板、地毯上爬行或玩耍，更容易接触到烟草残留物。由此可见，简单地将孩子与二手烟隔离，并不能真正保护孩子。

看完上面的研究，你是不是打算开窗通通风。

这一想法很好，但是，一开始就说过，三手烟是"幽灵"一般的存在。

科学家早就发现，如果有人在家里吸烟，房子通风 2 个月，三手烟还在。汽车里面也一样。更麻烦的是，还有研究发现，三手烟中有害物质会在常见家用织物上残留达 19 个月。

所以，"一人吸烟等于全家吸烟"，这一说法还真不是吓唬人。

3. 有没有危害小一些的香烟

现在，市面上"淡味"和"低焦油"香烟很受烟民欢迎，"淡味"和"低焦油"这两个词，让人误以为这些香烟的危害会小些。

多数吸烟者被"淡味"和"低焦油"香烟误导！2008 年一项对 1 403 人进行调查的数据显示，近 70% 购烟者倾向选择低焦油香烟，近 60% 人认为低焦油香烟对健康危害较小，接近半数人认为低焦油香烟能降低吸烟者患癌症风险。而 2013 年一项调查显示，仍有 51.61% 网友认为低焦油香烟比普通香烟危害低。

烟草企业为了应对吸烟者对健康的担忧，推出了"淡味"和"低焦油"香烟。通过改进相关烟草加工工艺，这些烟草中检测出来的焦油和尼古丁含量较低。香烟包装上的低焦油宣传，使消费者误认为选择低焦油香烟就能降低烟草危害。事实上，"淡味"和"低焦油"只是商家炒作的卖点。

大量临床流行病学研究结果证实，选择低焦油品牌吸烟者，其烟草相关疾病风险并没有下降，选择极低焦油（每支 7mg）、低焦油（每支 8～14mg）和中等焦油（每支 15～21mg）过滤嘴香烟吸烟者，死于肺癌风险一样。还有研究发现，吸"低焦油"香烟，为弥补尼古丁摄取量的不足，吸烟者反倒会把低焦油香烟烟雾更深地吸入肺部，从而增加吸烟者患肺腺癌风险。

任何想为烟草"洗白"或者为吸烟寻找借口的努力都是徒劳，而戒烟对任何年龄阶段人都有益，所以，为了自己和家人健康，坚决地跟烟草说再见吧！放下手中的香烟，从现在开始。

重点提示

⚠ 戒烟吧！

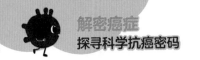
（十一）管不好嘴，会增加患癌风险吗

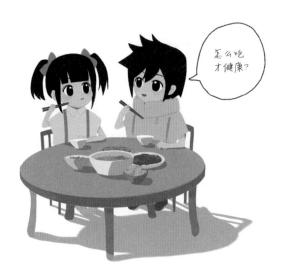

对于许多吃货来说，最关心的问题是如果管不好嘴，是否会增加患癌风险。

要说明一点，写这个专题不是要打击大家对于美食的热爱，而是为了让我们做个更健康的吃货。

1. 吃火锅会吃出食管癌吗

网络上有个流行说法：没有什么事情是一顿火锅解决不了的，如果有，那就两顿。

作为一个土生土长的成都人，我对于火锅特别是麻辣火锅的喜爱同样无法割舍。可是，吃火锅会吃出食管癌吗？

食管癌多发生于 40 岁以上人群，据 2018 年国家癌症中心公布的统计数据，全球每年新增食管癌约 57.2 万人，我国新发约 30.7 万人，全球每年因食管癌死亡 50.8 万人，我国死亡 28.3 万人。我国的食管癌发病率确实偏高，这跟我们爱吃火锅有关系吗？

如果火锅与食管癌发生有关系，显而易见，四川和重庆就应该是全国食管癌发病率最高的地区。

晚上七八点钟，和我在成都的街头走一走，随处可见火锅店门口长龙般的排队人群；而在重庆，漫步在洪崖洞附近街道上，一家挨着一家的火锅店里，挤满了冒着高温天气、围着热气腾腾的火锅、挥汗如雨的食客。

事实上，我国食管癌高发病区主要集中在河南、河北、山西三省交界的太行山南麓，由此可见，火锅和食管癌的发生没有必然关系。太行山南麓地区食管癌高发，分析其主要原因，与人们食用过多食盐腌制食品，导致亚硝胺摄入超标有关（亚硝胺类物质具有明确致癌性）。

更出乎人意料的是，有研究报道显示，食用辛辣食物与食管癌风险下降有关。2021 年 3 月，牛津大学 Ling Yang 博士团队在《国际流行病学》（*International Journal of Epidemiology*）期刊上发表了研究成果，他们分析了中国慢性病前瞻性研究项目（China Kadoorie Biobank，CKB）数据，通过对从中国 10 个地区招募的 51.2 万名 30 ~ 79 岁成年人长达 10 年随访，发现食用辛辣食物频率与消化道癌症，主要是食管癌风险下降有关，几乎每天食用的，与从不 / 几乎不食用的人相比，食管癌、胃癌和肠癌风险分别下降 19%、11% 和 10%。在不吸烟人群中，食用辛辣食物风险下降幅度更为明显。

但是，如果吃火锅方式不对，还是会存在致癌风险。

吃火锅最主要的风险因素是吃得"太烫"。世界卫生组织癌症研究机构（IARC）认为，65℃或 65℃以上的饮料或者食物会增加食管癌风险，使食管癌风险增加 2 倍，特别是食管鳞状细胞癌。围着一锅不断翻滚着的火锅，不管是从锅里直接捞上来就吃，或者吹两下再吃，都远远超过 65℃。

除此以外，火锅汤久煮沸腾不止，在火锅里长时间煮蔬菜会产生亚硝酸盐，而肉类、鱼类、内脏等高蛋白食物在长时间烧煮过程中则释放胺类物质，两者结合后就形成致癌物质——亚硝胺类物质。

以下是火锅的健康打开方式。

☑ 千万别趁热吃：大家吃火锅时，把菜在香油里涮一涮，尽量放一放，等温度适中了，再放进嘴里。

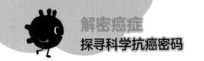

☑ **要煮熟了再吃**：只有煮熟了才能杀死食物中的寄生虫等。

☑ **不要吃太久**：最好在 1 个小时左右解决战斗。

☑ **选择鸳鸯锅**：蔬菜和肉类分成两锅煮，降低亚硝酸盐与胺类物质结合形成致癌物质——亚硝胺的机会。

☑ **不要喝汤**：有些人觉得火锅烫了那么多菜以后，汤里一定富含丰富营养，所以喝汤成了吃火锅结束时的规定动作。火锅煮得时间长了，汤里的有害物质高于营养物质，所以喝杯白开水更健康些。如果你一定要喝汤，建议在烫火锅开始时喝。

2. 该不该放下红烧肉

对于烧烤、盐腌、油炸类食物，所有人都心知肚明，这些都不是健康食物。至于放不放下它们，大家自行决定。

对于红烧肉，我们该不该放下，就要费一番思量了。

红烧肉一般是猪肉，猪肉、牛肉、羊肉都属于红肉，而红肉已被世界卫生组织癌症研究机构（IARC）归为 2A 类致癌物，也就是说它们对人有可能致癌，虽然此类致癌物对人致癌性证据有限，但对实验动物致癌性证据充分。

不在这里分享 IARC 将红肉列为 2A 类致癌物具体研究数据，他们能够这样做，一定有大量数据支持。

这里要分享 2019 年 6 月 18 日发表在学术期刊《循环》（*Circulation*）上的一篇研究报告，该报告对肉类、鱼、乳制品和鸡蛋与缺血性心脏病风险之间关系进行了分析。在论文研究背景介绍中，研究者称该研究数据来源于"泛欧史诗队列研究"（the pan-European EPIC cohort），也就是欧洲癌症与营养前瞻性调查数据。这么大口气，敢称为"史诗队列研究"，我们来看看是怎么回事。

打开文章一看，确实很厉害，这是一项对 40 万人随访 12.6 年的大队列研究，由牛津大学 Timothy J. Key 教授领导，参与研究机构达 45 个，研究了来自 9 个欧洲国家 40 万人的数据，怪不得这么大口气。

研究直指我们口腹之欲——肉，显示每天每多摄入 100g 红肉和加工肉类，与缺血性心脏病风险升高 19% 有关！

不过，研究结果同时指出，酸奶、奶酪、鸡蛋摄入都和缺血性心脏病风险降低有关，每天摄入 100g 酸奶与风险降低 7% 有关，30g 奶酪与风险降低 8% 有关，20g 鸡蛋与风险降低 7% 有关。

而被普遍认为多吃没事、可能还有益处的鸡、鸭、鱼肉这些"白肉"，摄入量与缺血性心脏病风险没有显著关联。

所以，不管是从降低癌症风险，还是从让我们的心脏更强壮的角度出发，要注意控制红肉和加工肉类摄入，红烧肉虽然好吃，但不能敞开吃。

3. 纯果汁原来是个"大骗子"

火锅和红烧肉，借用司马相如《凤求凰》里一句诗词来形容，许多人对它们"几日不见兮，思之如狂"，但大家都知道不能多吃。

而下面这位就非常具有迷惑性了，因为它一直以来披着"富含营养、有益健康"的美丽外衣。它就是纯果汁。

确实，相对而言，多吃水果有益健康。那么果汁呢，尤其是完全从水果里榨出、100% 纯果汁，应该是健康饮品了，但 2019 年以来，一系列重量级研究报道，给纯果汁富含营养这一观念连续浇了好多盆冷水。

> ☑ 2019 年 5 月 17 日，美国医学会期刊 *JAMA Network Open* 在线发表了一项研究，该研究收集了平均年龄为 64 岁、共 13 440 人的数据，分析发现饮用更多含糖饮料（包括果汁、苏打水和其他含糖饮料）的老年人，可能会有更早死亡风险。
>
> 当区分饮料类型后，数据更令人惊讶，果汁对健康的损害比其他含糖饮料更大：每天分别多喝 12 盎司（约 350ml）"其他含糖饮料"和"果汁"，冠心病死亡风险分别增加 11% 和 28%，全因死亡风险分别增加 6% 和 24%，在打击心脏和提高人死亡

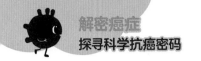

> 风险道路上，"果汁"完胜"其他含糖饮料"。显而易见，天然果汁没有为人身体健康带来太大益处，反而还可能会缩短生命。
>
> ☑ 再来看看果汁与癌症相关性研究。2019 年 7 月 10 日，《英国医学期刊》（*British Medical Journal*）发表了一项涉及 10 万人的前瞻性队列研究结果，显示每天每多喝 100ml 含糖饮料与癌症风险增加 18% 相关，即使是纯果汁，每天多喝 100ml 也与癌症风险增加 12% 相关。

水果对身体有益，这一观念已得到广泛认可，可被榨成果汁怎么就有害了呢？分析起来，可能有以下几个原因。

原因 1：纯果汁并不比其他含糖饮料"高级"，虽然果汁里面仍含有一些维生素和植物营养物质，但两者主要成分都是糖和水。

原因 2：水果变成果汁过程中，植物细胞壁被打破，糖分从细胞中出来，变成"游离糖"，更容易被人体吸收，也就是说果汁中的糖和含糖饮料中的糖，并没有本质区别。

原因 3：喝果汁 = 摄入好多好多糖！你不可能一口气吃下 5 个橙子，却可以轻而易举地"喝下"5 个橙子，因为一杯果汁的含糖量相当于 5 个橙子的总和。

所以，不要再一厢情愿地认为果汁更健康了。

我们再来看看，为什么糖会影响健康？大家对于烟酒的危害或多或少有所耳闻，但对于糖，却知之甚少；我们都知道烟酒会上瘾，殊不知，还有一种上瘾，是对糖上瘾。

其实在医学界，已有大量研究报道证实，肥胖、2 型糖尿病、心血管疾病等都与糖摄入有关。相关文献报道很多，这里分享 2019 年 4 月 30 日，哈佛大学公共卫生学院 Malik 教授和其研究团队在《循环》（*Circulation*）期刊发表最新研究成果，他们分析了来自 37 716 名男性和 80 647 名女性、跟踪长达 34 年的数据，发现一天喝 2 杯甚至更多含糖饮料的人，比几乎不喝含糖饮料的人全因死亡风险高了 21%，心血管疾病死亡风险高了 31%，癌症死亡风险高了 16%。而且女性受含糖饮料影响更甚，同样一天

2杯，男性全因死亡风险增加29%，女性全因死亡风险却增加了63%！

所以，请记住！

老老实实吃水果，尽量少喝果汁！

最好的饮品是白开水，远离含糖饮料！

重点提示

"人间有味是清欢"，这一广为流传的佳句出自宋代苏轼的《浣溪沙·细雨斜风作晓寒》。让我们以这首寄寓着诗人清远、娴雅的生活态度，给人以无尽遐思的诗作，作为这个专题的结尾。

浣溪沙·细雨斜风作晓寒

苏轼（宋）

细雨斜风作晓寒，淡烟疏柳媚晴滩。入淮清洛渐漫漫。

雪沫乳花浮午盏，蓼茸蒿笋试春盘。人间有味是清欢。

（十二）肥胖更容易患癌症吗

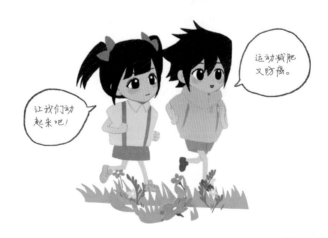

如果你一直奋斗在减肥的道路上，那么，请一定要坚持看完这个专

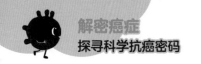
题，你会发现，又多了一条减肥／控制体重的理由……

1. "一胖毁所有"，真的不是歧视肥胖者

人到中年往往会发胖，尤其是随着生活水平提高，肥胖者越来越多。大家都听说过一句话"一胖毁所有"，你以为是夸张，或者是对肥胖者的歧视，但在医学界，这是一句大实话。

我们一般把中年长胖称为"发福"，但肥胖之"福"潜伏着危险。已有数不清的研究证实，肥胖者容易患糖尿病、高血压、血脂异常、冠心病、脑卒中等，以及睡眠呼吸暂停综合征、高尿酸血症、骨关节病等。

肥胖目前已成为一个世界性问题，2018 年 12 月 12 日世界顶级医学期刊《临床医师癌症期刊》（*CA：A Cancer Journal of Clinicians*）发表的综述指出：最近几十年"体重过重"的患病率不断增加且呈全球化趋势，体重过重人群比例，从 1975 年男性 21%、女性 24% 增加至 2016 年男性和女性均约为 40%，也就是说不论男女都有将近一半人的体重超重了，而肥胖人群从 1975 年的 1 亿增加到 2016 年的 6.71 亿，由此引发的癌症以及其他疾病对各国造成了巨大经济压力。

肥胖可以简单理解为体内脂肪积聚过多。但到底胖不胖，你说了不算！有人觉得杨贵妃胖，可是有人觉得正好。是否肥胖，不是用肉眼看的，也不是一种感觉。胖不胖需要测量体重和身高，然后根据公式计算身体质量指数，英文为 body mass index（BMI），计算公式如下：BMI= 体重（kg）/[身高（m）]^2，即体重（kg）除以身高（m）的平方。

我国人群标准 BMI 范围是 18.5 ~ 23.9kg/m^2，24 ~ 27.9kg/m^2 为超重，超过 28kg/m^2 则为肥胖。

需要注意，BMI 指数有时候会误导大家。比如有些脂肪"藏在"内脏里，但 BMI 可能正常。

所以，除了 BMI，还可以测测腰臀比，即腰围和臀围比值，是判定中心性肥胖重要指标，男性 >0.9、女性 >0.8 时即为异常，内脏脂肪超标的可能性比较大。

2. 肥胖更容易得癌症吗

长期以来，人们已认识到肥胖是糖尿病和心血管疾病危险因素，但并不认为它会导致癌症。在我们印象中，癌症患者大多骨瘦如柴，无论如何也很难将肥胖者与癌症患者联系在一起。

因此，如果你跟肥胖的人说："你可能更容易得癌症"，估计会被人"怼"回来："喝水还可能呛死人呢！"

但是，超重及肥胖的致癌概率可比喝水呛死的概率大得多！

肥胖至少与 13 种癌症有关。

美国国家癌症研究所（National Cancer Institute，NCI）发布报告称，有足够证据显示超重及肥胖与以下 13 种癌症存在因果关联，这 13 种癌症遍布全身，分别是：食管腺癌、胃贲门癌、结直肠癌、肝癌、胆囊癌、胰腺癌、乳腺癌（绝经后）、卵巢癌、子宫内膜癌、肾癌、脑膜瘤、甲状腺癌、多发性骨髓瘤。

而世界癌症研究基金会和美国癌症研究所（World Cancer Research Fund International/American Institute for Cancer Research，WCRF/AICR）指出有 12 种癌症与超重及肥胖有明确关系，在他们所列清单中，晚期前列腺癌和口腔癌、咽喉癌也被列为与超重及肥胖相关癌症。

2018 年，《国际癌症期刊》（*International Journal of Cancer*）上发表了来自我国学者的相关论文：研究者对 4 000 万人大数据进行研究，发现肥胖会增加 18 种癌症风险，并且发现，BMI 每增加 5，子宫内膜癌、食管腺癌等 18 种癌症风险就会相应升高。

我们不用纠结超重及肥胖到底是跟 12 种、13 种还是 18 种癌症有关系，毋庸置疑，超重及肥胖已成为一个重要致癌因素，在阻击癌症战斗中，作为可控致癌因素，其重要性和紧迫性仅次于烟草。

所以，AICR 在报告中明确指出："After not smoking, being at a healthy weight is the most important thing you can do to prevent cancer"，翻译过来就是"戒烟后，保持健康体重是预防癌症最重要事情"。

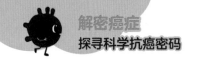

3. 肥胖引发癌症的机制

要探寻肥胖与癌症的关系，不能只看楼上患癌症的老张是胖还是瘦，也不能等着看隔壁的胖老吴和楼下的瘦老李谁会得癌症，这种个案资料不可靠，需要从"大数据"着眼。所以一直以来，科学家们都是利用统计学方法分析上万人、几十万人甚至上百万人跟踪多年得来的数据，证实超重与癌症有关系。

当肥胖与癌症关系越来越明晰以后，科学家们将更多注意力转向肥胖致癌具体分子机制，希望以此来开发癌症新疗法。大数据分析耗时费力，分子机制研究也不是一件容易的事情，虽然还没有完全搞清楚，但是可以肯定肥胖增加癌症发生风险至少涉及以下这些机制。

✳ 过多脂肪导致胰岛素分泌增加

肥胖者容易得 2 型糖尿病，这一点大家应该都知道。

胰岛素负责降血糖，这一点大家应该也都知道。

那么，肥胖者体内胰岛素水平是增高还是降低呢？

"当然是降低，要不然怎么会得糖尿病"，估计 10 个人中有 9 个人会这样回答。

正确答案却是："肥胖者体内胰岛素水平往往增高"。

由于脂肪组织会分泌瘦素、TNF-α 及游离脂肪酸，它们都会导致胰岛素抵抗，让机体误以为胰岛素分泌不足，在这种情况下，胰岛素分泌量就会增加，最终导致高胰岛素血症。

高胰岛素血症可不是好事，胰岛素可以直接促进肿瘤细胞增殖、分化。

✳ 过量脂肪导致雌激素过量分泌

过量雌激素会增加女性患乳腺癌和子宫内膜癌风险

✳ 肥胖者更容易发生炎症

慢性炎症可促进癌症发生和发展。

＊过多脂肪会阻止免疫系统杀伤癌症细胞

2018 年 12 月发表在《自然·免疫》（*Nature Immunology*）期刊的一篇论文中，科学家们发现高脂饮食喂养的小鼠体内自然杀伤细胞即 NK 细胞功能受损，这一研究结果明确证明肥胖可直接抑制机体免疫功能。

NK 细胞是何方神圣？它是体内一类非常重要的免疫细胞，是杀灭癌细胞的中坚力量，如果功能受损会导致患癌症风险增加，具体参见本书"免疫与癌细胞之战"。

4. 运动减肥又防癌

运动能提高心肺功能，帮助我们保持健康激素水平、提高新陈代谢能力、增强免疫功能，而且还有助于将体重保持在健康范围内。

对于就想躺在床上、瘫在沙发上的"懒癌"患者，说空洞道理没有用，需要把具体证据摆在他们面前才能让他们动起来。

那就来看证据，2016 年顶级学术期刊《细胞》上发表的一篇文章证实，运动能够直接阻击癌细胞。研究者分别设计了肝癌、黑色素瘤、肺癌三种小鼠研究模型，在这三种肿瘤模型中均发现运动具有惊人的抗癌效果，不仅使小鼠体内肿瘤缩小，而且降低肿瘤转移，并找到运动抗癌的关键原因——运动可促进 NK 细胞在肿瘤局部浸润，NK 细胞就能够及时发现并杀灭癌细胞。类似研究结果还有很多，这里就不赘述了。

关于运动，有一点要注意，运动很好，但不能过量，运动过量反倒会有害健康，甚至降低机体免疫功能。怎样运动才算是适量运动？2011 年 WHO（世界卫生组织）针对不同年龄段人群制订了详细的体力活动指南，以 18～64 岁人群为例，建议如下。

☑ 每周至少应进行 150 分钟中等强度有氧运动，或每周至少 75 分钟高强度有氧运动，这是最基本要求。

☑ 如果想获得更多健康益处，应将 150 分钟中等强度运动时间增

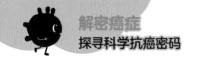
加至每周 300 分钟，或将 75 分钟高强度运动时间增加至每周 150 分钟，而且还要求有氧运动每次至少持续 10 分钟，每周至少应进行 2 天针对主要肌群力量练习。

☑ 至于什么是中等强度运动，什么是高强度运动，严格来讲，这有点复杂。按照 WHO 定义，运动强度指身体活动做功速率或进行某项活动或锻炼时所用力量大小，通俗一点讲，运动强度可以理解为"完成活动时的用力程度"。

☑ 简单来讲，中等强度运动，需要中等程度努力并可明显加快心率，包括：快走、跳舞、园艺、家务、搬运中等重量物品等；高强度身体活动，需要大量努力并造成呼吸急促和心率显著加快，包括：跑步、快速上坡行走 / 爬山、快速骑自行车、快速游泳、竞技体育运动和游戏（例如，传统运动、足球、排球、篮球），搬运沉重物品（>20kg）等。

虽然大多数人像我一样，勉强能够达到上述基本运动要求，但我们身边不乏运动达人，他们对运动痴迷。"过犹不及"，运动也不例外。所谓生命在于运动，是指适度运动，就算要不断挑战极限，同样需要循序渐进。运动时太拼，出现横纹肌溶解甚至导致猝死的报道其实不少。美国心脏协会（American Heart Association，AHA）在 2020 年发表科学声明，强调运动与心血管事件关系是一种"U 型或反 J 型"曲线，保持适量中高强度运动最好，运动太少或者太多，都可能对健康带来不利影响。

2021 年 3 月 15 日瑞典卡罗林斯卡学院科学家在《细胞·代谢》（*Cell Metab*）期刊上发表的文章提示，过量运动可能会导致肌肉组织内线粒体呼吸功能下降，影响人体正常代谢，导致胰岛素抵抗和血糖波动，反而不利于健康。该项研究安排参与者进行高强度间歇性训练，也就是备受健身爱好者追捧的 HIIT（high-intensity interval training）。做 HIIT 时长每周逐渐加量，加到每周 152 分钟"过量运动"时，就出现了各种代谢问题，所以说运动确实是过犹不及。

重点提示

❗ 别再"约饭"了，一起去健身吧！

❗ 当然，健身也要讲科学。

（十三）熬夜会增加患癌风险吗

你晚上一般几点睡觉？

熬夜已经成为许多现代人的生活常态。虽然我们都知道熬夜不是一种健康的生活方式，但到底有多不健康，大部分人并不清楚。

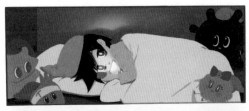

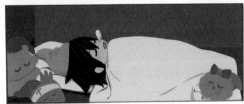

1. 你为什么不好好睡觉

有报道显示，我国近14亿人，竟然有约4亿人睡不好觉。2017年《事实说报告》联合中国睡眠研究会随机调查了4万多青年人，只有约20%受访者认为自己可以经常拥有良好睡眠。

一份来自微博的调查数据揭示了成年人"睡不好觉"的潜在状况：迫于工作性质不得不熬夜只占10%，90%熬夜者是在主动熬夜！不是不能睡，是不想睡。

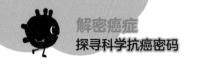
对许多人来说，熬夜是奖赏辛苦了一天的自己。还有人说，"不愿意睡觉，是不想结束这一天，不敢开始另一天。"

虽然我们每天都在睡觉，但对于睡眠知识却知之甚少。为了让大家放下手中电子设备好好睡觉，得讲讲睡眠冷知识。

＊ 人不睡觉会不会死？

大家都知道，人完全不喝水、不吃饭会死亡，那么不睡觉呢？睡眠和食物、水、空气一样，是我们生存的必需品，连续几天几夜不睡觉，发生猝死的风险非常高。有数据证实，人在连续不睡觉的情况下，40 小时后思维就变得迟钝；50 小时后体力和精神都会下降；120 小时后，人就陷入精神错乱状态了。睡眠占了人一生近 1/3 时间，从某种意义上说，睡眠质量决定着生活质量。

＊ 人为什么要睡觉？

关于"为什么要睡觉"这个问题，科学家之间派别林立、众说纷纭。有养精蓄锐这一类比较浅显的理论，有调节机体代谢理论，也有涉及记忆处理等复杂理论。

＊ 睡眠是简单被动休息的过程吗？

不是，睡眠由井然有序的几个阶段序贯组成。首先，正常睡眠分两个时相：非快速眼动睡眠期（NREM）和快速眼动睡眠期（REM）。其次，NREM 又可分为 3 期，即入睡期（N1）、浅睡期（N2）和深睡期（N3）。人入睡，先是 N1、N2、N3 期，然后经 N2 过渡到 REM 期，第一个睡眠周期结束，接着进入下一个睡眠周期，即 N2、N3、N2、REM，如此往复循环，每夜通常有 4～5 个睡眠周期，每个周期约 90 分钟。前半夜 N3 占比高，后半夜 N3 越来越少，REM 越来越多。

＊ 睡多久合适？

我们每个人都有自己独特的睡眠要求，这取决于基因和生理因素，也因年龄、性别等而不同。

所以，充足睡眠可简单定义为：睡了一觉后，自发苏醒，且睡醒后感觉神清气爽。虽然充足睡眠时间因人而异，但还是有大致时间范围，美国全国睡眠基金会（National Sleep Foundations，NSF）对各年龄层人群提出以下睡眠时间建议：新生儿睡眠时间应为 14～17 小时，成年人为 7～9 小时，65 岁以上老年人为 7～8 小时。

＊ 睡眠质量好坏如何判定？

判断是否睡得好，不能只看睡眠时间，还要看睡眠质量。

研究表明，N1 期和 N2 期虽然占整个睡眠大部分时间，但对解除疲劳作用甚微。

而 N3 期和 REM 期睡眠所占比例，决定着我们体能、情绪修复程度，以及记忆强化程度，对于消除疲劳、恢复精力、免疫力等都有至关重要作用。NREM 睡眠中 N3 期是睡得最深沉、最香甜阶段，修复功能最强劲，主要修复躯体和内脏功能。REM 睡眠很复杂，功能也比较高级，与记忆存储、情绪调节有关。有个不严谨的说法：NREM 睡眠修复我们的身体，REM 睡眠修复我们的灵魂。

由于 N3 期睡眠主要集中于前半夜，如果熬夜错过了 N3 期睡眠，体能得不到明显恢复，白天就会萎靡不振、精力不足；而如果早晨被过早唤醒，由于 REM 期睡眠被压缩，会导致人情绪不佳，出现所谓"起床气"。

＊ 助眠

说到助眠，最好的方法是缓解焦虑，转移对睡眠本身的关注，从而进入睡眠。

＊ 睡姿也会影响睡眠质量

关于睡姿，首先要注意枕头高度是否合适，枕头过高会导致呼吸不畅，不仅会加重打呼噜，人也容易被憋醒，当然影响睡眠。枕头位置以托住头颈部，捎带托住肩膀为佳。睡姿可以选择侧卧，特别是肥胖者不适合仰面睡觉，因为这会让舌头后缀，压迫呼吸道，不利于呼吸道保持通畅。

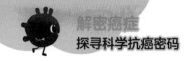

2. 熬夜究竟有多危险

许多人流连在美好而幽静的深夜里，将熬夜危险抛之脑后。那么，熬夜究竟有多危险？

*熬夜，可能会长胖

将这一条放在第一位，是希望能让夜里迟迟不愿放下手机、但又想保持身材的人能够放下手机。熬夜会增加人饥饿感和食欲，有研究数据显示，成人睡眠时间越短，肥胖和体重增加的风险越高。而且，相对于成人来说，如果儿童睡眠时间少，也更容易出现肥胖。

*睡眠不好，可能会得心脏病

不好好睡觉容易"伤心"，来自宾夕法尼亚大学科学家对 8 万多名 50 ~ 79 岁女性随访了 10 年时间，发现长期失眠会增加患冠心病和心血管疾病风险。

*熬夜，可能会得糖尿病

很多人知道，糖尿病危险因素包括肥胖、缺乏运动以及有遗传家族史等，但很少有人知道熬夜与糖尿病也有关系。

已有大量研究提示睡眠与糖尿病发生有关。来看看 2016 年的一篇文章，作者对 36 项相关研究报道结果（合计研究了 100 多万人）进行综合分析发现，睡眠时间 <5 小时患糖尿病风险增加 48%，而睡眠质量差和长时间轮值夜班也会分别增加患糖尿病风险 21% 和 40%，由此可见，睡眠障碍跟其他传统危险因素一样，在糖尿病发病中也发挥不可忽视的作用。

*熬夜，还可能会痴呆

这一说法虽然有点儿吓人，但仔细想想还是有道理的。睡觉让大脑休息，睡不好觉，大脑得不到充分休息，久而久之，发生痴呆也不是没有可能。

当然，这需要科学研究来证实：一项涉及 5 万多名失眠者与 25 万正常人的研究显示，失眠者患痴呆风险是非失眠者的 2.14 倍；而另一项长达

25 年的前瞻性队列研究发现，中年睡眠时间少于 6.23 小时与痴呆症风险升高 63% 有关。许多类似研究也得出同样结论：失眠提高患痴呆风险。

最近一项研究为"熬夜会变傻"增添了新证据，2019 年 11 月 1 日顶级期刊《科学》（Science）发表一篇重磅文章，波士顿大学的科学家们，史无前例地拍下了人入睡后大脑被"清洗"的过程：入睡后血液会周期性地大量流出大脑，当血液大量流出人脑时，脑脊液就会趁机冲进大脑，清除有害代谢副产物，例如可导致老年痴呆（阿尔茨海默病）的 β 淀粉样蛋白。也就是说，你睡着的时候，真被洗脑了，而这种清洗，只有在睡着后才能做到。

这篇论文太棒了！它给我们展示了睡眠一项非常特殊功能：在睡眠过程中，大脑神经元会开始同步活动，一起开，一起关，当大量神经元一同停止激发时，就不需要那么多血液进去输送氧气，给了脑脊液涌入机会。所以，舒舒服服地睡一觉，醒来才能拥有一个清爽大脑。

此前，在老年痴呆研究中，针对 β 淀粉样蛋白药物开发频频陷入困境。基于这一研究结果，有学者认为或许不必再着力于靶向某个特定分子，如果能想办法增加"洗脑"脑脊液总量，可能会为老年痴呆提供全新解决方案，当然，这只是一个想法，至于是否可行、是否有效只有等待未来相关研究。

3. 熬夜会增加患癌症风险吗

早在 2010 年，国际癌症研究机构（IARC）就已经把"Shiftwork that involves circadian disruption"（翻译过来就是"导致昼夜节律打乱轮班工作"）定义为 2A 类致癌因素，与高温油炸食品同属一类。很多人知道油炸食品可能致癌，却不一定知道熬夜也会提高患癌风险。

熬夜致癌，听起来有点儿"悬"，但有真凭实据，已有许多大规模人群研究结果证明，生物钟紊乱会增加患癌风险。

在一项涉及 3 万多名女性、随访时间达 14.7 年的研究中，发现失眠女性患乳腺癌风险比不失眠女性增加 2.38 倍。

再来看看男性数据，在一项涉及 30 多万男性、从 1982 年到 2010 年长达 28 年的随访研究中，科学家们发现，与每晚睡 7 小时人群比较，每晚睡

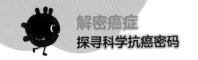

6 小时和 3 ~ 5 小时的人群，患前列腺癌风险分别提高了 28% 和 64%。

如果你经常熬夜，是不是就会得癌症？肯定不是，是否得癌症是多种因素影响下的概率问题。虽然生物钟紊乱对癌症风险影响显著低于吸烟、喝酒、二手烟、肥胖等，但很不幸，不少人是一边熬着夜，一边抽着烟，喝着酒，还吃着烤串。

为什么熬夜会增加患癌症风险？这个问题研究起来很复杂，成人如果长期熬夜，必然会带来免疫功能下降等一系列健康问题，癌症风险也随之增加。

最后要特别说明一点，睡眠对身心健康确实很重要，但也不是睡得越久越好，有大量研究证明，睡眠时间过长（成人 >10 小时），反倒对健康有害，还是那句话，"过犹不及"，运动、睡眠都是这个道理。

重点提示

❗ 夜深了，睡觉吧！

（十四）导致中国癌症高危因素有哪些

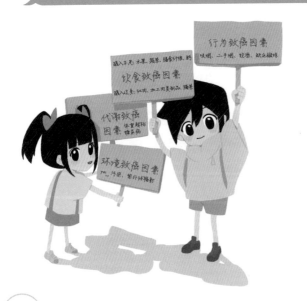

作为中国人，我们最关心导致中国癌症高危因素有哪些？要回答好这个问题不太容易！很幸运恰好有相关研究报道可以跟大家分享。

2019 年 2 月，国家癌症中心 / 中国医学科学院肿瘤医院赫捷院士和陈万青教授在《柳叶刀·全球健康》（*The Lancet Global Health*）上发布了一项重磅研究成果，将导致中国癌症发病高危因素归纳为 23 种，这是迄今为止对这一问题最权威的回答。该研究系统分析了这 23 种主要致癌高危因素所导致不同种类癌症在我国发病比例，而且还比较了全国各省市自治区因各种致癌高危因素所导致的癌症比例，不管是对于个人还是各个地区癌症监管预防机构，这一研究报道都有很好的参考和警示作用！

我们就围绕这篇文章，来分享其中重要的内容。

★ 这份研究使用了 31 个省 978 个县级监测点 2014 年成人癌症死亡率数据，发现 2014 年中国 20 岁及以上成年人中，1 036 004 例癌症死亡可归因于上述 23 种危险因素，占所有癌症死亡 45.2%。

说得简单点，就是将近一半癌症死亡可以找到明确危险因素。

换言之，如果能够预防和控制这些危险因素，有将近一半癌症死亡可以避免。而且对于男性来说，控制这些危险因素的任务更紧迫，当然，如果控制好了，收益也更大。

★ 在男性中，吸烟位列致癌因素首位，而女性致癌因素首位则是水果摄入不够，分别占男性和女性癌症死亡总人数的 35.9 % 和 15.6%。

具体分省份来讲：在全国所有 31 个省中，男性第一位致癌因素均为吸烟；在全国 14 个省中，女性第一位致癌因素是水果摄入量低；另有 7 个省，女性第一位致癌因素是乙肝病毒感染；剩下几个省，占据女性致癌因素第一位包括吸烟、超重或人乳头瘤病毒感染。

总结起来就是，男性要想远离癌症，从戒烟开始，女性则先看看水果吃够了没有。

★ 来看看这 23 种致癌高危因素是些何方神圣？

行为致癌因素 4 种：吸烟、二手烟、饮酒、缺乏锻炼。
饮食致癌因素 7 种，分为两类。
摄入不足：水果、蔬菜、膳食纤维、钙。
摄入过多：红肉、加工肉类制品、腌菜。

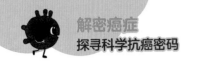
代谢致癌因素 2 种：体重超标、糖尿病。

环境致癌因素 2 种：PM$_{2.5}$ 污染、紫外线辐射。

感染类疾病致癌因素 8 种：人类疱疹病毒 8 型（HHV-8）、人类免疫缺陷病毒（HIV）、华支睾吸虫（肝吸虫）、人乳头瘤病毒（HPV）、EB 病毒（EBV）、丙型肝炎病毒（HCV）、幽门螺杆菌、乙型肝炎病毒（HBV）。

* 上述 23 种致癌风险相关癌症比例在全国各省间差异很大。

黑龙江、广东、吉林和湖北四省男性癌症患者中超过 54% 归因于上述 23 种致癌因素，上海、新疆和西藏则低于 43%。

黑龙江、吉林、天津、内蒙古和宁夏五省（自治区、直辖市）女性癌症患者中超过 40% 归因于上述 23 种致癌因素，而上海、云南、江苏、福建和江西五省低于 33%。

该文章指出，我国各省份社会经济状况、卫生资源和生活方式存在很大差异，因此各省潜在风险因素导致癌症概率分布差异很大；采用"一刀切"初级癌症预防方法不太可能取得最佳效果，每个省地方决策者应关注各省主要可改变的潜在癌症风险因素，量身定制方案，通过改变行为因素和环境因素，有望大幅度减轻癌症负担。

重点提示

❗ 管控好 23 种高危致癌因素，可预防近一半中国癌症死亡病例。

❗ 远离癌症，中国男性要从戒烟开始。

❗ 远离癌症，中国女性要先看看水果吃够了没有。

二、
免疫与癌细胞之战：
一场没有硝烟的战争

无论头上是怎样天空
我准备承受任何风暴

——拜伦

但使龙城飞将在
不教胡马度阴山

——王昌龄（唐）

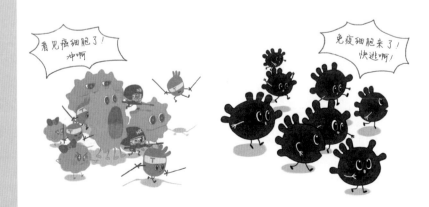

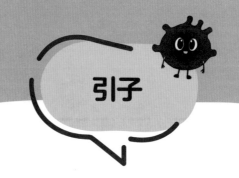

引子

大家看了第一部分"癌症究竟是什么？"，有什么感受？

从癌症发病率、死亡率、癌症发生多阶段基因突变学说，到癌症潜伏期有多长、癌症为什么会导致人死亡这些沉重话题，从癌症是否会遗传、是否会传染这些大家关注的问题，再到烟、酒、熬夜等日常生活中常见致癌高危因素，一页一页慢慢读下来，难免会让人感觉压抑。

除此以外，大家还知道了一个事实：正常细胞通过积累一系列基因突变就可能变成癌细胞，在机体内外因素作用下，基因突变无法完全避免，所以每个人体内都可能会出现癌细胞。

那么，是否意味着每个人都会得癌症呢？

当然不是，人人都有癌细胞，但不是人人都得癌症，出现癌细胞≠癌症。

根据国际癌症研究机构（IARC）预测数据，到75岁之前，大约1/5男性和1/6女性会患癌，换个角度来看就是，到75岁之前，大约4/5男性和5/6女性不会患癌。也就是说，大部分人都不会得癌症，那么，癌细胞去哪里了呢？

癌细胞被我们机体卫士——免疫系统及时地清除了，换言之，癌症是否发生，要取决于两方面因素，除了与致癌基因突变有关外，也与机体免疫功能有关。

其实，机体免疫系统随时都在战斗，与入侵病原体、衰老死亡细胞以及癌细胞等战斗。它们既有如拜伦诗歌中"无论头上是怎样天空，我准备承受任何风暴"的勇气，也有"但使龙城飞将在，不教胡马度阴山"的豪气。

让我们来看看这场看不见硝烟的体内战争。

（一）免疫是机体最好的医生

大家知道，生病了要去医院找医生治疗。

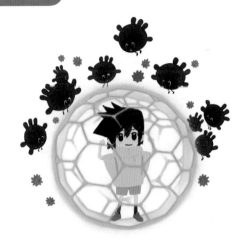

但不一定知道，最好的医生其实就在我们自己体内，免疫是机体最好的医生。

其实，人类许多疾病就是因为免疫系统打了败仗，或者与免疫系统功能失调有关，如感染性疾病、癌症、自身免疫病、过敏性疾病等。

免疫系统像是个高速运作的集团军，既有固有免疫，也有适应性免疫，既有皮肤黏膜屏障，又有巨噬细胞、中性粒细胞、NK 细胞、B 细胞、T 细胞等免疫细胞，还有抗体、补体、干扰素、溶菌酶等免疫分子，层层设防，环环紧扣，维持机体健康。

1. 免疫是什么

很多人听说过"免疫"，但很少有人能说出"免疫是什么"。

中文"免疫"一词，出自明代《免疫类方》一书，指"免除瘟疫"，即防止传染病。

"免疫"对应英文是 immunity，根据拉丁文 immunitas 演变而来，原指免除兵役与税收等公共义务，引申含义指传染性疾病不再累及曾经感染者。古希腊历史学家修昔底德早在公元前 400 多年就描述了瘟疫幸存者在瘟疫再次发生时，不会被传染或者病情很轻，他们承担了照顾病重将死患者的责任。

后来，形成了专门研究免疫现象、本质和应用的生物医学学科，即免疫学。免疫学萌芽成长于人类不懈抗击传染病的战场上，而免疫学理论和技术飞速发展则为传染病防治作出了巨大贡献。例如，18 世纪开始接种牛

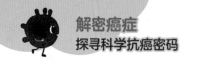

痘疫苗预防烈性传染病天花，经过了约200年的努力，1980年世界卫生组织正式宣布，全球消灭了天花。这是人类历史上第一次用人工免疫方法消灭了一种传染病，无疑是医学史上最伟大成就之一，是人类抗击传染病历史上的里程碑事件。

目前，"免疫"含义已从"免除瘟疫"，发展为"免于疾患"，也就是说免疫系统可以保护机体，让人不生病。免疫不仅可以抗击传染病，还可以杀灭癌细胞，清除自身衰老死亡细胞等。免疫学已发展成为医学领域一个重要学科，除了研究感染免疫外，还涉及肿瘤免疫、移植免疫、自身免疫以及免疫缺陷等问题。

现在来回答这个问题：免疫是什么？

从专业角度上来讲，免疫是机体识别"自己"和"异己"成分，破坏和清除"异己"过程中所产生的生物学效应总和，在正常情况下，维持机体内环境稳定，即维持机体处于健康状态。

通俗地来讲，免疫是机体最好的医生，可以抵御病原体、癌细胞、自身衰老及死亡细胞等各种因素对机体的损害，是机体健康卫士，时刻准备着与所遇到的一切敌人战斗。

2. 免疫能做什么

免疫能给机体提供全方位保护！

虽然免疫网络非常复杂，但根据针对对象不同，可将免疫归纳为三大功能：免疫防御、免疫自稳和免疫监视。

免疫第一大功能是免疫防御，这一功能构筑起阻击外来入侵者的铜墙铁壁。

要说清楚"免疫防御"功能，得回到很久以前，也就是1883年。

1883年，俄国科学家Mechnikov首次在青蛙体内观察到，外来异物进入蛙体后，青蛙身体里面有些细胞跟异物进行战斗，这个战斗过程其实是吞噬细胞在吞噬异物。对外来异物，细胞会觉察到，你不是我身体里的东西，我要消灭你。因为这个开创性研究，Mechnikov获得了1908年诺贝尔生理学或医学奖。

对外来异物，主要是病原微生物，包括细菌、病毒、真菌、寄生虫等，进行杀灭、清除作用，也就是免疫第一大功能"免疫防御"。

免疫第二大功能是免疫自稳，指免疫系统能够清除体内衰老、损伤、死亡细胞或其他成分，并且能够调节免疫应答平衡，实现免疫系统功能相对稳定。也就是说免疫系统会调转"枪头"清除自身产生的垃圾，并且还会调控自身免疫细胞以维持它们正常功能。

一方面，机体内各种细胞都有一定寿命，每天有大量细胞发生损伤、衰老以及死亡，它们需要被及时清除，否则会影响机体正常生理功能，谁来清除它们呢？是免疫系统。

另一方面，免疫系统由免疫器官、免疫细胞和免疫分子组成，只有这些免疫分子、免疫细胞以及免疫器官间协同作战，免疫系统才能正常运转，因此调节工作非常重要，谁来做这项工作呢？主要还是得靠免疫系统自己。

免疫系统负责清除体内衰老、死亡或被损伤自身细胞，这很容易理解，但它如何开展免疫调节"工作"呢，就有点费思量，需要举个例子来说明。

许多人经历过牙龈发炎，除出现牙龈局部疼痛、肿胀症状外，还常常出现颌下淋巴结肿大且有压痛，这是因为牙龈感染局部病原体通过淋巴管进入颌下淋巴结，刺激相应淋巴细胞活化、大量增殖，所以淋巴结会肿大。

随着牙龈炎症消退，颌下肿大淋巴结渐渐缩小甚至完全不能扪及，因为当病原体被清除后，大量被激活淋巴细胞通过免疫自稳功能，被免疫系统清除，可以防止免疫过度活化对机体造成损伤，又可以及时终止免疫反应。最后，只留下少量长寿命记忆性淋巴细胞，潜伏在机体内随时准备应对下一次病原体攻击，免疫系统回归"平静"，机体也恢复健康。

免疫第三大功能是"免疫监视"，它与癌症的关系就很密切了。免疫监视学说最早于 1909 年由 Paul Ehrlich 提出，认为免疫系统可以遏制癌症发生，免疫功能异常则是癌症发生主要原因之一。

在本书第一部分已经讲过，正常细胞通过不断地累积基因突变就变成了癌细胞，但基因突变对于癌细胞是双刃剑：基因突变可以让它们变得无

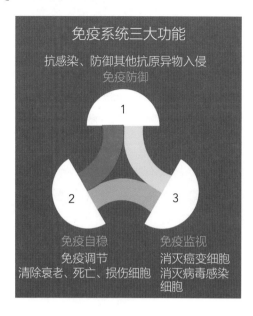

法无天，可以无限制地增殖，但也让它们被打上"坏蛋"烙印，可以被免疫系统识别、杀死和清除，从而防止它们发展为癌症，这就是免疫监视功能。

所以，只要免疫监视功能有效运转，能够及时清除癌变细胞，人就不会得癌症。至于机体是如何发挥免疫监视功能，也就是说猎杀癌细胞的这个天罗地网如何构筑起来，又如何运转，稍后会有详细讲解。

3. 免疫系统组成

免疫是机体最好的医生，既能防御病原体等外来抗原入侵，也能识别和清除体内衰老死亡的自身细胞和癌变细胞，以维持机体稳态和健康。机体如何构筑起免疫防线来执行免疫防御、免疫自稳和免疫监视功能？它们又如何运转和发挥功能？让我们一起来揭开免疫系统的神秘面纱。

免疫系统由免疫器官、免疫细胞、免疫分子等组成，它们协同作战、共同构筑起对付病原体、癌细胞等抗原的天罗地网。

免疫器官遍布全身，分为中枢免疫器官和外周免疫器官。中枢免疫器官包括骨髓和胸腺，是免疫细胞产生、分化、成熟的场所；外周免疫器官包括淋巴结、脾、黏膜免疫系统和皮肤免疫系统等，是成熟T细胞、B细胞等免疫细胞的定居场所及产生免疫应答的部位。

说简单点，中枢免疫器官主要是免疫细胞发育成长的地方，而外周免疫器官则是免疫细胞成熟后定居的工作地方。

你一定很好奇，免疫器官摸得着、看得见吗？

肿大浅表淋巴结就摸得着。淋巴结属于外周免疫器官，遍布全身，有些淋巴结分布在身体深处，有些淋巴结位于机体浅表部位。去医院看病时，医生进行全身查体，会检查颌下、腋下、腹股沟等处是否有浅表淋巴结肿大。

如果摸到有淋巴结肿大，但肿大淋巴结质地相对较软、有压痛，表面光滑，边界清晰，无粘连，可能提示这个淋巴结引流区域有感染、有炎症，即炎症性淋巴结肿大。牙龈发炎会导致颌下淋巴结肿大就是这个道理。炎症性淋巴结肿大会随着局部炎症控制而逐渐缩小。

癌细胞发生淋巴结转移也会导致淋巴结肿大，这需要与炎症性淋巴结肿大进行区别，此时肿大淋巴结往往会有以下特点。

☑ 淋巴结边界不清，而且会融合成团生长。
☑ 淋巴结质地较硬。
☑ 淋巴结固定，活动性差，与周围组织有粘连。
☑ 淋巴结压痛和触痛不明显。

要说明一点，淋巴结肿大原因其实非常复杂，还有结核性淋巴结肿大、淋巴瘤、结缔组织病导致淋巴结增生性肿大等，临床表现也多种多样，如果发现淋巴结持续长大，需要去医院进行进一步检查。

除淋巴结外，外周免疫器官脾脏也可能被摸到。脾脏与淋巴结一样，在正常情况下不能被触及，发生明显肿大时可能被触及。导致脾大原因很多，感染、肝硬化导致门静脉高压以及血液系统恶性肿瘤等都可能导致脾大。如果脾大并出现症状，则应去医院就诊，发现异常情况及时进行处理。

能够被看见的免疫器官是扁桃体。在舌根、咽部周围上皮下有几组淋巴组织，按其位置分别称为腭扁桃体、咽扁桃体和舌扁桃体。咽喉痛是感冒最常见症状，去医院看病，医生会让你张开嘴，用压舌板压住舌头，就是在检查扁桃体是否肿大和化脓。扁桃体是病原体进入上呼吸道第一道关卡，上呼吸道感染会导致扁桃体发炎、肿大、甚至化脓，其实是扁桃体里的免疫细胞在跟病原体战斗。

再来说说免疫细胞，虽然看不见摸不着，但可以在显微镜下观察，或通过血常规来检测。血常规是开展最广泛的检验项目之一，用于检测血液中红细胞、白细胞和血小板是否正常。白细胞（WBC）就是血液中免疫

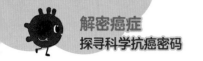
细胞，包括中性粒细胞、淋巴细胞、单核细胞、嗜酸性粒细胞以及嗜碱性粒细胞，白细胞检测内容主要包括以下几项：①白细胞计数；②中性粒细胞计数、中性粒细胞比例；③淋巴细胞计数、淋巴细胞比值；④单核细胞计数、单核细胞比例；⑤嗜酸性粒细胞计数、嗜酸性粒细胞比例；⑥嗜碱性粒细胞计数、嗜碱性粒细胞比例。

如果发生感染，机体就会调动免疫细胞与病原体战斗，血液中白细胞数量和各种白细胞比例会发生变化，例如细菌感染后，血常规检查往往显示白细胞总数升高，且中性粒细胞比例及计数也升高。

免疫分子包括抗体、细胞因子、补体等，种类繁多。因为它们实在太小了，在普通光学显微镜下看不见，但可以通过很多方法检测它们，而且你可能还用过它们，例如破伤风抗毒素、丙种球蛋白或者干扰素，破伤风抗毒素和丙种球蛋白在临床上被广泛使用，这些制剂里面含有抗体，而干扰素则是一种具有抗病毒和增强免疫功能作用的细胞因子。

简单来讲，免疫器官是免疫细胞成长或工作的场所，免疫细胞则是执行免疫功能的主力军，免疫分子是免疫细胞所配备的武器弹药，它们共同构筑起层层免疫网络来抵御抗原。

4. 探秘艾滋病，看免疫对机体有多重要

艾滋病，是获得性免疫缺陷综合征（acquired immunodeficiency syndrome，AIDS）简称，是一种危害性极大的慢性传染病，由人类免疫缺陷病毒（human immunodeficiency virus，HIV）导致，主要经性接触、血液及母婴传播。简而言之，艾滋病是疾病，HIV 是导致这一疾病的病原体。

自 1980 年以来，艾滋病已经夺去超过 3 400 万人的生命，它具有传播迅速、发病缓慢、病死率高的特点，而且由于缺乏治愈 HIV 感染的特效方法，艾滋病目前仍然是全球最大的公共卫生挑战之一。

艾滋病本质上就是一种病毒感染性疾病，与大家熟知疾病如普通病毒性感冒、流行性感冒、新型冠状病毒肺炎以及乙型病毒性肝炎一样，都是病毒感染机体所导致的疾病。为什么在这里专门讲艾滋病，是因为艾滋病与本书主题——癌症和免疫都密切相关。

首先，与其他病毒不同，HIV 主要攻击免疫系统，而且专门侵犯、破坏免疫系统中最重要的 CD4$^+$T 细胞，随着病情进展，最终会导致免疫系统瘫痪。

其次，HIV 在人体内潜伏期平均为 6～8 年，即在免疫系统未完全被攻陷，免疫功能未出现显著低下或缺陷前，可以没有明显症状地生活和工作多年。可见，只要免疫功能正常，就能维持机体健康状态。

最后，由于目前尚无根治 HIV 感染的特效药，随着病情进展，CD4$^+$T 细胞被大量破坏，免疫系统终将瘫痪，患者就会出现一系列免疫功能缺陷症状，即表现为艾滋病。进入艾滋病期的 HIV 感染者主要症状是发生机会性感染和恶性肿瘤。机会性感染是指一些致病力较弱病原体感染，它们在人体免疫功能正常时不能致病，但当人体免疫功能降低时，它们就乘虚而入，对人体造成损害。

简而言之，HIV 感染后只有进入艾滋病期，患者才会出现各种各样机会性感染和恶性肿瘤，这恰恰说明免疫功能在抵御感染及癌症中发挥至关重要作用：当免疫大军一旦崩溃，各种原本战斗力不强的病原体得以在体内横冲直撞，而癌细胞也放飞自我、肆意疯长。多数患者由于严重感染导致功能衰竭而死亡。

关于艾滋病，大家还需要了解以下这些知识。

☑ 主要传播途径有三条：经性接触传播、经血液传播和母婴传播。

☑ HIV 主要存在于感染者血液、精液、阴道分泌物、乳汁、伤口渗出液，具有很强传染性。

☑ 性病患者常常在生殖器部位形成炎症或溃疡，这是 HIV 进入人体最好的门户，所以性病患者更易感染 HIV。

☑ 静脉吸毒是经血液感染 HIV 的高危险行为。

☑ 无症状感染者也具有传染性。

☑ 目前没有证据表明蚊子叮咬可传播 HIV。

☑ 这些接触不会传染艾滋病：握手、拥抱、共同进餐，共用劳动工具、办公用具、公共交通工具、娱乐设施等。

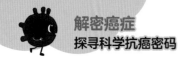

重点提示

❗ 免疫是机体最好的医生。

❗ 免疫有三大功能：免疫防御、免疫自稳、免疫监视。

❗ 免疫系统由免疫器官、免疫细胞、免疫分子组成。

（二）固有免疫，组成机体第一道防线和第二道防线

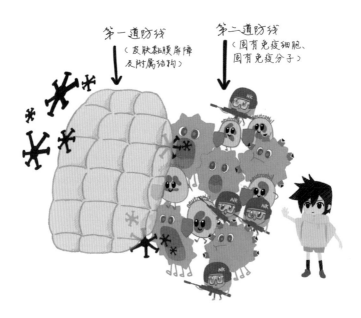

免疫系统通过两种类型免疫来发挥功能，第一种是固有免疫，第二种是适应性免疫。在种系发生上，低等动物仅具有固有免疫功能，至脊椎动物才出现适应性免疫。

固有免疫构筑起人体第一道防线和第二道防线，其主要由组织屏障、固有免疫细胞和固有免疫分子组成。适应性免疫则构筑起人体第三道防线。

简单来讲，固有免疫是长期种系进化过程中逐渐形成的免疫力，其特点是：个体出生时即具备，而且可遗传给后代，作用广泛，并非针对特定

抗原，也就是说对许多种病原体都能起到同样的抵抗作用，故亦称为天然免疫或者非特异性免疫。

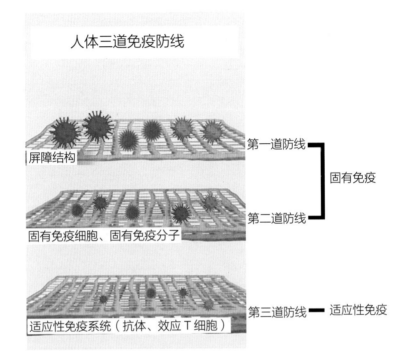

1. 固有免疫之人体第一道防线

皮肤黏膜屏障及附属结构组成了物理、化学和微生物屏障，是固有免疫中机体阻挡和抵御外来病原体入侵的第一道免疫防线。

皮肤覆盖了人体整个体表，它最外面是一层致密角化层和皮脂膜，通过机械屏障作用，可有效阻挡病原体侵入人体内。另外，皮肤组织里还有许多汗腺和皮脂腺，汗腺分泌乳酸、皮脂腺分泌脂肪酸，这些物质均具有杀菌作用，构成抵抗病原体的化学屏障。

关于皮肤，分享以下几点小常识。

* 如何正确洗脸？

很多人洗脸方法不对，为什么呢？一天用两次洗面奶，甚至还要加一

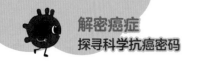

次卸妆油。如果这样洗脸，皮肤一定不会好，因为会破坏皮肤表面角质和皮脂膜，削弱皮肤屏障作用，从而造成损伤。

正确洗脸方法：针对敏感肌肤和干性皮肤，7～10天用一次洗面奶就够了，而且可只用于面部"T"区；正常皮肤，每周用一两次洗面奶，方式同上；油性皮肤，每天用一次洗面奶。而卸妆油对皮肤伤害很大，应该少用。

另外，化妆后皮肤清洁问题也要引起重视，如果使用水溶性化妆品，用清水就可以清洁干净，但是如果用了防水防油化妆品还是需要用洗面奶清洁。

与洗脸同理，洗澡也要注意不能过于频繁，会破坏身体皮肤屏障，可能导致皮肤瘙痒、炎症等皮肤疾病。

★ 如何保养皮肤？

保养皮肤关键是注意保湿、防晒。

注意保湿，不是指随时向脸上喷水，因为这样会适得其反，导致保护皮肤油脂被水冲掉。有临床试验证明，经常往脸上喷水，皮肤比每天只用一次保湿霜干燥很多。

注意防晒，是指在阳光比较强烈时外出，凡是裸露部位都应该涂抹防晒霜，戴上墨镜，使用防紫外线伞等。戴墨镜不是为了扮酷，除了保护皮肤，也避免阳光对眼睛造成伤害。

说完皮肤再来说黏膜。黏膜是人体呼吸道、消化道和泌尿生殖道中由上皮组织和结缔组织构成的一种膜状结构。由于黏膜表面是与外界抗原直接接触的门户，随时面临着病原体等外来异物的入侵威胁，所以与皮肤一样，它们也发展出一系列机制来抵御威胁。

首先，与皮肤一样，黏膜由致密上皮细胞组成，细胞间紧密连接可阻挡病原体进入；其次，上呼吸道黏膜表面还密布着纤毛，不停地向咽喉部摆动，可将进入上呼吸道病原体连同分泌物一起咳出；而且分泌物如唾液中溶菌酶、胃液中胃酸等均可杀菌；除此以外，泪液、尿液等有冲洗作用，可排除外来有害微生物。有首歌里这样唱道"哭吧哭吧不是罪"，如果遇到让人不开心事情，那就"尝尝阔别已久眼泪的滋味"，眼泪不仅可以杀菌，还可以带走悲伤、舒缓情绪，而好情绪对身心健康至关重要，这会在后面跟大家分享。

除以上物理屏障和化学屏障作用外，皮肤和黏膜还通过另外一种非常重要的机制来保护机体，那就是正常菌群。

正常菌群指正常人体体表及与外界相通腔道中，即皮肤、肠道、阴道、外耳道、尿道等部位，存在着不同种类和数量的微生物，在正常情况下，这些微生物对人体无害，因此被称为正常菌群。这些与机体共生的正常菌群是机体的好朋友，它们不仅不会对机体造成损伤，而且还通过多种机制对机体发挥有益作用：参与维生素合成、肠道营养物质分解吸收等；从免疫角度上来讲，它们通过与致病菌争夺空间、营养以及分泌抗生素等多种方式，来阻止和限制外来致病菌对机体的侵入。

说到正常菌群，顺便解释一下为什么在药店里买抗生素也需要处方，而不能随意购买。这是为了防止抗生素滥用，因为滥用抗生素危害很大！

一方面，细菌很狡猾，它们会不断进化，长期大量不合规范地使用抗生素可能导致细菌耐药，甚至出现"超级细菌"，人一旦感染这种"超级细菌"，会陷入无药可用境地。抗生素耐药危机已经发展成为一个全球关注的健康问题。耐药菌感染不仅增加医疗费用负担，而且会提高患者发生严重后遗症甚至死亡风险。

另一方面，滥用抗生素会杀死对其敏感的正常菌群，致病菌就会大量繁殖，鸠占鹊巢，导致菌群失调。本来使用抗生素是为了抗感染，可如果滥用，会导致机体出现新感染（二重感染），也就是继发细菌、真菌等感染。

让思维继续发散，来讲一讲驻扎在阴道的微生物菌群。在阴道正常的菌群中，乳杆菌占优势，它在健康女性阴道分泌物标本中分离率高达 $50\% \sim 80\%$，使阴道局部形成弱酸性环境（$pH \leqslant 4.5$，多在 $3.8 \sim 4.4$），可以抑制致病微生物黏附于阴道上皮细胞上，是阴道健康卫士。

时下专供女性使用的阴道清洁液越来越多，用阴道清洁液冲洗阴道被不少人认为是一种保洁时尚。但是，大量研究已证实，用清洁液进行阴道冲洗、特别是频繁地冲洗阴道，会破坏阴道微生态环境，破坏阴道自洁功能，反而增加感染病原菌机会。所以，在正常情况下，只建议每天清洗外

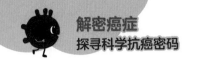
阴，内裤勤换勤洗，不要经常用清洁液冲洗阴道。

2. 固有免疫之人体第二道防线

如果第一道防线即皮肤黏膜屏障出现了问题，譬如手指被划破了，细菌会从皮肤破损处进入皮下，就要靠第二道防线来阻击病原体。

机体第二道防线也由固有免疫组成，在第二道防线上"站岗放哨"的健康卫士主要有吞噬细胞、NK细胞（自然杀伤细胞）等固有免疫细胞和存在于体液中的各种固有免疫分子。

吞噬细胞包括两类，即中性粒细胞（小吞噬细胞）和单核/巨噬细胞（大吞噬细胞）。它们广泛分布在骨髓、血液和组织中，都具有很强的游走变形运动能力，在体内到处"巡逻"，一旦发现病原体侵入机体，快速地被招募到感染部位，将病原体吞入细胞内，通过溶菌酶、防御素、过氧化氢等杀伤、消灭病原体。

简单来说，吞噬细胞可以"吃掉"细菌，并将细菌"消化"掉。有时候伤口会化脓，甚至形成脓肿，脓液就是吞噬细胞和细菌激烈战斗的结果，除了含有大量细菌、坏死组织碎片等，还含有"英勇牺牲"的吞噬细胞。

虽然巨噬细胞和中性粒细胞都是吞噬细胞，都是身怀吞噬神功的"大胃王"，但它们各有所长。

中性粒细胞专注于吞噬杀伤，心无旁骛。虽然与巨噬细胞相比，功能略显单一，但数量巨大，成人外周血中性粒细胞占白细胞总数的55%～70%，所以对机体重要性不可小觑。

巨噬细胞比中性粒细胞有"抱负"，它们不仅能够吞噬杀灭抗原异物，还会将抗原降解所形成的抗原肽片段与主要组织相容性复合体分子（MHC分子）结合，以抗原肽-MHC复合物形式表达在细胞膜上，提呈给T细胞识别，因此被称为专职抗原提呈细胞。

通俗地讲，巨噬细胞消灭敌人后，会骄傲地将敌人"残骸"挂在细胞膜蛋白上，这些蛋白就是MHC分子。巨噬细胞像耀武扬威的嗜血斗士，戴着由敌人的指关节做成的项链。当然，巨噬细胞这样做不是为了炫耀，而是为了把抗原信息提呈给 T 细胞识别。T 细胞是机体第三道免疫防线，即适应性免疫中的核心细胞，它不能识别完整抗原，只能识别抗原提呈细胞上与 MHC 分子结合的抗原碎片。简单来说，巨噬细胞会辅助激活更精准的适应性免疫，实现对抗原异物的特异性打击，具体细节在"适应性免疫，人体第三道防线"中详细介绍。

除吞噬细胞外，在机体第二道防线上还有一种重要固有免疫细胞，即自然杀伤细胞，简称 NK 细胞。自然杀伤细胞，顾名思义，它就是一个"杀手"，主要杀伤两类细胞。

★ 一是被病毒感染的细胞

病毒大家都听说过，但不一定了解其特性，它是一种体积微小、结构简单的非细胞型生物，它只有在宿主细胞内，利用宿主细胞中的物质和能量才能进行复制、"生儿育女"。

所以，病毒进入机体后会想方设法寻找能够被它感染的靶细胞，比如乙型肝炎病毒就专门感染肝细胞，在肝细胞定居并繁衍后代，导致乙型肝炎；新型冠状病毒即 2019-nCoV 随空气进入呼吸道后可感染呼吸道上皮细胞，从而导致新型冠状病毒肺炎。

病毒如何选择靶细胞？那要看细胞膜上是否有它能够结合的受体。以新型冠状病毒为例，所谓"冠状"，因其在显微镜下形状好似中世纪欧洲帝王皇冠而得名，这一"皇冠"特征，来源于它表面的刺突蛋白，刺突蛋白就像钥匙一样能与细胞膜上的锁（膜受体）结合，从而打开进入细胞内部的大门。新型冠状病毒刺突蛋白受体是血管紧张素转化酶 Ⅱ（ACE2），由于肺部细胞表面高水平表达 ACE2 蛋白，因此新冠病毒会进入肺部细胞，造成肺部严重损伤。

由于新型冠状病毒在全球大流行，普通民众对病毒的认识达到了前所未有的新高度，因此，许多人知道抗体是对付病毒强有力的武器，接种新冠疫苗就是为了刺激机体产生特异性抗体。抗体虽然厉害，但对于躲在细胞里的病毒却束手无策，因为它们只能结合细胞外游离的病毒，这时候就该 NK 细胞"出手"了，NK 细胞可以杀死病毒感染的靶细胞，同时靶细胞里面的病毒也被杀死，从而阻止了病毒的复制和扩散。

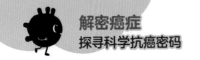
＊二是癌变细胞

NK细胞可以区分癌变细胞与正常细胞，及时地发现并清除癌变细胞，也就是说NK细胞是发挥免疫监视功能的主力军。

NK细胞如何能够找到被病毒感染的细胞或癌变细胞？只能打个比喻来说明：NK细胞就像警察，随时在体内巡逻，遇到细胞后需要细胞拿出身份证才能放行。细胞身份证是MHC Ⅰ类分子，这是一种广泛表达于体内各种有核细胞（包括血小板和网织红细胞）的表面分子，但病毒感染细胞和癌细胞表面MHC Ⅰ类分子表达常常下降或缺失，也就是说拿不出身份证，NK细胞就可以将它们锁定为"敌人"，对它们进行杀灭。

NK细胞怎么杀死"敌人"呢？作为一名"杀手"，NK细胞与体内另一"杀手"即细胞毒性T细胞（CTL）不同，它不需要训练即抗原预先活化就可以杀死敌人，所以被称为"自然杀伤细胞"。它消灭敌人的方式与吞噬细胞不同，不是吃掉对方，而是向靶细胞释放穿孔素、颗粒酶等毒性物质，还可以通过其细胞表面的FasL分子与靶细胞表面死亡受体Fas分子结合，向靶细胞传递死亡信号。简单来讲，NK细胞可以向靶细胞发射子弹（释放毒性物质），也可以用刀（FasL）刺向靶细胞，都会杀死靶细胞。

除吞噬细胞和NK细胞外，体内还有很多细胞参与组成固有免疫第二道防线，包括嗜酸性粒细胞、肥大细胞等，在这里就不一一详述了。

除细胞外，在机体体液和组织中还有许多种能够抗击抗原的分子物质，比如补体、防御素、抗菌肽、细胞因子等，这些非特异性免疫效应分子，能杀死、溶解细菌，中和病毒等，也参与组成机体第二道防线。

重点提示

❗ 固有免疫组成了机体第一道防线和第二道防线。

❗ 皮肤黏膜屏障构筑起第一道防线。

❗ 吞噬细胞、NK细胞等固有免疫细胞，以及补体、细胞因子等免疫分子构筑起第二道防线。

（三）适应性免疫，组成机体第三道防线

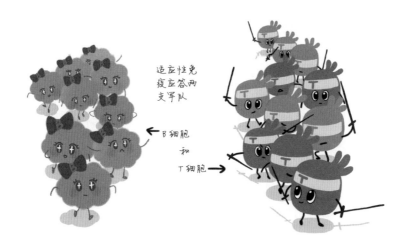

如果由固有免疫组成的第一道防线和第二道防线都不能有效阻挡抗原异物，那么机体第三道免疫防线即适应性免疫就会启动。

如果将固有免疫比喻为民兵、警察，那么适应性免疫就相当于特种兵，能够对抗原异物实施更精准、更有效的打击。

1. 什么是适应性免疫

适应性免疫是机体对特定抗原刺激而产生的特异性免疫，它不能通过遗传获得，需要在个体发育过程中，经后天接触抗原、经抗原训练后才能获得，是机体从与抗原战争中学习战争，所以又被称为获得性免疫。

适应性免疫具有诸多特点，如特异性、适应性、记忆性、可转移性、耐受性等。

特异性：适应性免疫可特异性识别并清除所接触抗原，能够非常精准地打击敌人。对抗原异物特异性识别和精准打击通过以下方式来实现：①某一特定免疫细胞克隆（T/B 细胞克隆）仅能识别特定抗原，活化后产生相应效应 T 细胞和抗体；②所产生效应 T 细胞和抗体，仅能与上述特定

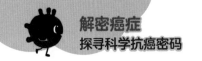
抗原结合，从而特异性地清除抗原异物。

记忆性：参与适应性免疫 T/B 细胞具有保存抗原信息能力。这一点非常神奇，免疫系统居然具有学习和记忆能力，这有点儿像人的大脑，所以曾有人将 T/B 细胞比喻为"游走的脑细胞"。它们初次接触特定抗原并产生免疫应答后，可形成特异性记忆 T 细胞和记忆 B 细胞；当再次接触相同抗原，这些记忆细胞可迅速被激活，产生大量效应 T 细胞和抗体，更迅速、更精准、更有效地清除抗原。

记忆性可以帮助机体抵抗同一种病原体重复感染，因为相同病原体再次入侵时，由于它们有"案底"，免疫系统能够很快产生特异性效应 T 细胞和抗体，将病原体及时杀灭清除，让它们没有机会在体内大量繁殖，对机体造成损伤。换言之，机体对这种病原体有了抵抗力，让你在不知不觉中已经打赢了这场战争。

可转移性：适应性免疫所产生效应物质即抗体和免疫效应细胞可以被输注到患者体内，可以在这一患者体内发挥免疫作用，从而治疗疾病如癌症等，该疗法被称为被动免疫疗法，由于不依赖于患者本身免疫功能状态，可比较快速地发挥治疗作用。

许多人搞不清楚这种被动免疫疗法与疫苗之间的区别，接种疫苗属于主动免疫疗法，需要调动激发机体自身免疫功能才能发挥作用，两者最大的区别在于，被动免疫疗法相当于"授之以鱼"，而疫苗接种相当于"授之以渔"。

耐受性：免疫这一概念内核是识别"自己"和"异己"成分，耐受自己，破坏和清除"异己"，其核心机制是 T/B 细胞接受特定抗原刺激后，可以产生针对该抗原（异己）特异性应答，从而清除该抗原，也可导致对该抗原（自己）耐受（免疫耐受）。

适应性免疫是免疫网络中最复杂的部分，用科普方式解释清楚什么是适应性免疫确实不容易，以乙肝疫苗为例，来进一步说明。

✳ 乙肝疫苗很安全

乙肝疫苗是提纯的乙型肝炎病毒外壳蛋白，也就是说只是病毒一部分，不是完整活病毒，所以不必担心接种疫苗会导致乙型肝炎病毒感染。

✱ 接种乙肝疫苗可激活体内适应性免疫

接种乙肝疫苗后，体内能够特异性识别乙型肝炎病毒外壳蛋白的 T/B 细胞克隆被激活，经活化、增殖、分化，B 细胞最终分化为浆细胞，浆细胞产生保护性抗体；机体一旦感染了乙型肝炎病毒，抗体立即与病毒特异性结合，将其清除，从而达到预防乙型肝炎病毒感染目的。

✱ 接种乙肝疫苗可产生免疫记忆

乙肝疫苗除诱导产生保护性抗体外，还刺激机体产生长寿命、特异性针对乙型肝炎病毒外壳蛋白的记忆淋巴细胞。当接触乙型肝炎病毒后，记忆淋巴细胞可迅速被激活产生大量保护性抗体。所以如果在婴幼儿期接受了正规乙肝疫苗接种，如果不属于乙肝感染高危人群，以后就不需要常规进行乙肝抗体检查及后续强化免疫。

✱ 接种乙肝疫苗所建立的免疫力具有特异性

由于保护性抗体只能特异性清除乙型肝炎病毒，长寿命、特异性记忆淋巴细胞也只能被乙型肝炎病毒迅速激活，所以接种乙肝疫苗只能预防乙型肝炎病毒感染，对其他病毒或细菌感染无效。如果要想获得针对其他病原体抵抗力，就要用相应病原体去训练免疫系统，接种相应疫苗。

2. 适应性免疫之体液免疫

执行适应性免疫特种兵组成了两支军队，第一支军队由 B 细胞组成，它们介导特异性体液免疫。

之所以被称为体液免疫，是因为 B 细胞特异性识别抗原后，活化、增殖、分化为浆细胞，然后通过产生特异性抗体来清除抗原，由于抗体存在于体液中，所以这种免疫被称为体液免疫。

抗体这个高精尖武器非常厉害，长着"火眼金睛"，可特异性结合抗原，将潜伏在全身各处的抗原揪出来消灭掉。

1901 年，也就是诺贝尔奖开始颁发的第一年，诺贝尔生理学或医学奖

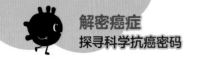

颁给了德国科学家 Emil von Behring，以表彰其在白喉治疗方面作出的卓越贡献，他将血清疗法成功地用于白喉治疗。

白喉是由白喉杆菌导致的急性呼吸道传染病，白喉外毒素是白喉杆菌主要致病因子。Behring 和同事发现动物感染白喉杆菌后，血清中便产生了一种能够中和白喉外毒素毒性的物质，他们将其命名为"抗毒素"，而且给患者注射这种含抗毒素血清可以治疗白喉，抗毒素其实就是针对白喉外毒素抗体。这一研究为医学研究开辟了一条大道，并给医生们带来了一种对抗疾病强大武器——抗体。

血清疗法不仅让 Behring 拔得头筹，获得了第一届诺贝尔奖，也拉开了抗体在诺贝尔奖颁奖历史上书写传奇的序幕。抗体领域研究成果先后多次摘得桂冠，除血清疗法外，从 1908 年抗体产生侧链学说、1972 年抗体结构研究、1984 年单克隆抗体技术，到 1987 年抗体基因及抗体多样性遗传基础，这些抗体研究领域里程碑式成果一次次登上了领奖台。

到了 21 世纪，虽然抗体研究领域再没有出现可以获得诺贝尔奖级别的成果，但抗体依然是免疫学研究焦点，而且它们已经从生命科学研究工具和疾病体外诊断试剂，进入人体被用作治疗疾病的药物，即抗体药物。

以抗肿瘤药物为例，2010 年以来，化学类抗肿瘤药物急剧萎缩，而抗体类抗肿瘤药物增长势头迅猛。抗 CTLA-4 抗体和抗 PD-1/PD-L1 抗体是近年来新上市抗体药物中闪耀的明星，正是这些抗体药物在肿瘤治疗中取得巨大成功，2018 年诺贝尔生理学或医学奖再次授予免疫学领域科学家，美国的 James P. Allison 和日本的 Tasuku Honjo，以表彰他们在 20 多年前发现了 CTLA-4 分子和 PD-1 分子，这些发现在 20 年后催生了相应的抗体药物，也推动了癌症免疫疗法在临床上的应用，给癌症患者带来前所未有的希望。

但是，抗体虽然厉害，也有它搞不定的事情。抗体对于细胞外细菌、病毒或者毒素，处理起来得心应手，但对于躲在细胞里繁殖或复制的细菌和病毒，以及癌变细胞，就力不从心了。因为抗体本质上是一种蛋白质分子，一个分子要去攻击细胞，就像一个士兵要去攻下一座城池，效率就打折了。这时候，就该适应性免疫另一支特种部队 T 细胞粉墨登场了。

3. 适应性免疫之细胞免疫

T 细胞是适应性免疫另一支特种部队，它们介导细胞免疫。经抗原训练后，T 细胞不是变成浆细胞产生抗体，而是活化增殖分化为效应 T 细胞，专门杀灭细胞内寄生的细菌、病毒，还有癌变细胞。

效应 T 细胞主要有两大类，它们通过不同机制来杀灭细胞内寄生的病原体和癌变细胞。

第一类效应 T 细胞是效应性 $CD4^+T$ 细胞，它们像坐镇大帐的指挥官，一般情况下，自己不会与敌人进行面对面的厮杀，而是指挥调动"各路人马"去杀灭敌人。

☑ 调动巨噬细胞，它可以诱生并募集巨噬细胞至感染部位去杀灭病原体，而且可活化巨噬细胞增强其清除细胞内寄生病原体的能力。

☑ 调动中性粒细胞，它可以活化中性粒细胞，促进其杀伤病原体。

☑ 调动 $CD8^+T$ 细胞，它可以辅助 $CD8^+T$ 细胞活化为具有杀伤功能的细胞毒性 T 细胞（简称 CTL），CTL 能做什么？接着往下看，马上就可以知道答案。

☑ 调动其他免疫细胞，它可以辅助 B 细胞活化、增殖和分化为浆细胞，促进抗体产生；它还可以激活肥大细胞、嗜碱性粒细胞和嗜酸性粒细胞，来对抗寄生虫感染，在整个免疫系统里，虽然科学家们对这些细胞的关注度不如 T 细胞、B 细胞，但它们具有不可替代的功能，在抗寄生虫感染中发挥重要作用。

$CD4^+T$ 细胞究竟有什么本事能指挥千军万马去"冲锋杀敌"？它传达指挥命令方式有两种：一是凭借面对面交流，即通过细胞表面分子间结合，向这些细胞传递信号；二是派出信使，即通过分泌细胞因子来向相应细胞传递活化调动信号。

第二类效应 T 细胞是效应性 $CD8^+T$ 细胞，即 CTL，它与效应性 $CD4^+T$ 细胞不同，总是冲锋在一线直接杀灭敌人，是货真价实的"杀

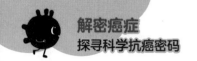
手"，可高效、特异性地杀伤病毒感染细胞、癌细胞等靶细胞。

CTL 杀伤靶细胞过程可分为三个阶段，全过程持续约 30 分钟。

* 与靶细胞结合

CTL 在趋化因子的作用下向感染灶或肿瘤组织聚集，识别靶细胞后，与靶细胞形成紧密结合，这一过程相当于锁定敌人。

* CTL 极化

CTL 与靶细胞结合后，细胞内骨架系统及胞浆颗粒（相当于其弹药库）等向与靶细胞接触部位重新排列和分布，这一过程相当于集中火力瞄准敌人。

* 致死性攻击

CTL 细胞释放胞浆颗粒，对靶细胞发动致死性攻击，随后，CTL 脱离靶细胞，寻找下一个攻击目标，而靶细胞在多种杀伤机制作用下死亡。

CTL 主要通过两种方式来杀灭靶细胞。

* 穿孔素 / 颗粒酶途径

CTL 胞浆颗粒中储存有穿孔素和颗粒酶等细胞毒性物质，穿孔素能在靶细胞膜上形成孔道，而颗粒酶则通过所形成的孔道进入靶细胞内，最终导致靶细胞死亡。

* 死亡受体途径

CTL 细胞高表达 FasL，前面已讲过，FasL 分子相当于一把尖刀，通过与靶细胞表面死亡受体 Fas 分子结合，导致靶细胞死亡。除此以外，还可以通过分泌细胞因子 TNF-α，与靶细胞表面 TNF-α 受体结合导致靶细胞死亡。

4. 适应性免疫之相关知识拓展

关于适应性免疫还有以下几个知识点需要了解。

* 适应性免疫为什么需要抗原预先致敏？

这个问题很好回答：T 细胞和 B 细胞分别在中枢免疫器官胸腺和骨髓成熟后，定居到外周免疫器官，它们在未接受相应抗原刺激活化前，分别被称为初始 T 细胞和初始 B 细胞，相当于"菜鸟"，所以还没有能力保护机体。

* B 细胞和 T 细胞如何实现对抗原特异性识别和精准打击？

这个问题有点儿复杂……

首先，B 细胞和 T 细胞表面都有专门负责识别抗原的分子，可以将它们比喻为 B 细胞和 T 细胞的眼睛，能帮助细胞发现并结合抗原，分别被称为 B 细胞抗原受体（BCR）和 T 细胞抗原受体（TCR）。

其次，不同 B 细胞和 T 细胞克隆所带的抗原受体不同，因此所结合的抗原不同，从而实现对抗原特异性识别。换个角度来讲，抗原进入体内后，只能特异性活化能够识别它的 B 细胞和 T 细胞克隆，B 细胞活化后分化为浆细胞产生抗体，T 细胞活化后分化为效应性 T 细胞。

最后，经抗原训练后，所产生效应物质，即抗体和效应性 T 细胞也只能特异性清除这个抗原。因为 B 细胞表面 BCR 分子与其活化为浆细胞所分泌的抗体分子本质上是同一种分子，而效应性 T 细胞与相应初始 T 细胞带有相同 TCR 分子。由于抗体和效应性 T 细胞都需要先与抗原结合后才能发挥效应，所以，不管是抗体还是效应性 T 细胞，发挥作用时只能特异性结合同一种抗原，从而实现对抗原精准识别和打击。

* B 细胞和 T 细胞如何能够记住抗原信息，从而在再次遇到这个抗原时能够快速反应？

这个问题很重要！

在初次接触抗原时，"菜鸟"B 细胞和 T 细胞会按部就班地逐步活化、增殖、分化，由于这个过程需要时间，所以初次接触抗原后需要经过比较长的潜伏期（大致 7 ~ 10 天），才能产生抗体分子或效应性 T 细胞去清除抗原。

在经历了与抗原热火朝天的战斗后，大部分活化 B 细胞和 T 细胞死

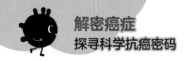

亡，机体恢复平静。

但有少数 B 细胞和 T 细胞存活下来，分化为记忆性 B 细胞和记忆性 T 细胞。它们是长寿命细胞，可以长期存活，而且还可以有规律地进行自发增殖来补充自身数量。这些细胞不再是没有经抗原训练的"菜鸟"，一旦相同抗原再次侵入机体，它们能够很快被活化（1～3 天），在抗原还没有分清东南西北前及时将抗原清除，这就是再次免疫应答和免疫记忆。

简而言之，免疫系统是个高速运作的集团军，既有固有免疫，也有适应性免疫，既有皮肤黏膜屏障，又有巨噬细胞、中性粒细胞、自然杀伤细胞、B 细胞、T 细胞等免疫细胞，还有抗体、补体、干扰素、溶菌酶等免疫分子，层层设防，环环紧扣，从而维持机体健康。

重点提示

- 适应性免疫是机体第三道防线。
- 适应性免疫具有特异性、适应性、记忆性、转移性、耐受性。

  特异性：精准高效清除抗原。

  适应性：不能立即发挥作用，初次接触抗原需要经过 7～10 天后才能发挥作用。

  记忆性：再次接触抗原能以更快、更强方式发挥作用。

  转移性：通过输注抗体等效应物质，能够将对某种抗原免疫力转移到另一个体体内。

  耐受性：指免疫系统对自身组织细胞产生免疫耐受。

- 适应性免疫有两支军队，B 细胞负责体液免疫，T 细胞则负责细胞免疫。
- B 细胞通过产生抗体来清除抗原。
- T 细胞通过产生效应性 T 细胞来清除抗原。
- 效应 T 细胞分为 CD4$^+$ 效应性 T 细胞和 CD8$^+$ 效应性 T 细胞（即 CTL），前者主要通过指挥调动机体其他免疫细胞来杀灭敌人，后者则直接上阵杀敌。

（四）长期"压力山大"，会影响免疫功能吗

随着医学知识在民众中逐渐普及，越来越多人认识到免疫功能的重要性。我作为一名讲授免疫学课程的教师，经常被人问及"怎样可以提高免疫功能？"这一类问题。

这类问题其实很难回答，因为免疫调节机制极为复杂。从基因、分子、细胞到器官、系统再到群体水平，机体通过不同机制对免疫功能进行多层面、全方位的调控，简单来讲，免疫调节是个网络。

阐明纷繁复杂免疫调控机制是科学家的工作，作为普通民众，没有必要也不可能一头扎进那些基因、分子、细胞、器官里，但有必要了解一点点个体水平免疫调节机制。个体水平免疫调节机制的核心就是神经 - 内分泌 - 免疫网络。

了解了这个神经 - 内分泌 - 免疫网络，你就会明白"长期'压力山大'、免疫系统要遭殃"，这一说法是危言耸听，还是有理有据。

了解了神经 - 内分泌 - 免疫网络，你也许能找到调节自身免疫功能之钥匙。

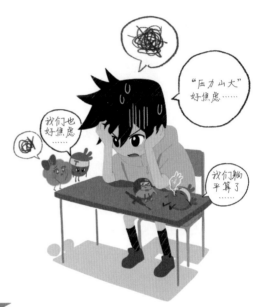

1. 神经系统是机体指挥机关

人体有 40 万亿～60 万亿个细胞，形态相似和功能相关的细胞借助细胞间质结合起来构成组织；几种组织结合起来，共同执行某一种特定功能，并具有一定形态特点，就构成了器官；而若干个功能相关的器官联合起来，共同完成某一特定连续性生理功能，即形成人体系统，包括运动系统、消化系统、呼吸系统、泌尿系统、生殖系统、内分泌系统、免疫系统、神经系统和循环系统。

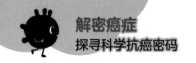
总结起来就是：细胞 - 组织 - 器官 - 系统 - 人体。

人体各个系统虽然有其独特生理功能，但它们不是各自孤立执行生理活动，而是协调统一、相互协作、相互影响；同时，人体生活在不断变化的环境中，这些变化会随时影响体内各项功能。因此，需要对机体各系统功能不断地进行调节，而负责这一协调统筹工作指挥官就是神经系统。

神经系统分为中枢神经系统和周围神经系统两大部分。中枢神经系统包括位于椎管内脊髓和位于颅腔内脑，而周围神经系统包括脑神经和脊神经。一方面，神经系统控制和调节各器官、系统活动；另一方面，通过神经系统分析与综合，使机体对环境变化刺激作出相应反应，实现机体与环境的协调和统一。

在神经系统中，要重点介绍自主神经系统。自主神经系统由交感神经和副交感神经两大系统组成，主要支配内脏器官（消化道、心血管、呼吸道及膀胱等）活动及腺体分泌，并参与调节葡萄糖、脂肪、水和电解质代谢以及体温、睡眠和血压等。它们受大脑皮质和下丘脑支配和调节，但有较多独立性，特别是具有不受意志支配的自主活动，不能被意志控制，所以称为自主神经系统，也称为不随意神经系统或植物性神经系统。

除少数器官外，大多数组织器官都接受交感神经和副交感神经的双重支配，两者既拮抗又协调地调节器官生理活动。例如交感神经使心跳加速、胃肠运动变慢，而副交感神经使心跳变慢，胃肠运动加强。

简单来讲，交感神经增强机体运动功能和能量消耗以适应急剧变化的环境，也就是让人处于战斗或逃跑状态。

而副交感神经兴奋，则利于机体修复、促进消化和积蓄能量以及加强排泄和生殖功能等，也就是让人处于放松、恢复和积蓄能量状态。

所以，如果自主神经系统平衡被打破，或者交感神经处于长期兴奋状态，那么便会出现各种各样内脏器官功能障碍。

2. 什么是神经 - 内分泌 - 免疫网络

我们机体内有三支应激部队，专门负责应对各种内外环境变化和刺激，通过调节机体各项功能，来保持机体功能稳定和健康。

第一支应激部队是神经系统，作为机体指挥机关，通过神经感受器接受内外环境的各种神经刺激，经中枢神经系统整合后，再将指令通过周围神经传向外周、调节机体各系统和器官活动。

第二支应激部队是内分泌系统，即全身内分泌腺体，它是神经系统以外的另一重要功能调节系统。可分为两大类：一是在形态结构上独立存在、肉眼可见的器官，即内分泌器官，如垂体、松果体、甲状腺及肾上腺等；二为分散存在于其他组织器官中的内分泌细胞团，即内分泌组织，如胰腺内胰岛、卵巢内卵泡细胞及黄体细胞等。内分泌系统通过释放内分泌激素对人体生长、发育、生殖、代谢等生命过程进行调控。

胰岛素是人体内唯一降糖激素，可通过多种机制降低血糖，也参与调节蛋白质和脂肪代谢。餐后体内胰岛素水平动态变化是内分泌腺体对外界刺激进行反应，进而调控机体生理活动的最好实例：正常人进餐后，由于血糖升高，胰腺内胰岛 β 细胞受葡萄糖刺激作用增强，导致胰岛素分泌增多，餐后 8 ~ 10 分钟血浆胰岛素水平开始上升，30 ~ 45 分钟达高峰，胰岛素水平会增加到餐前 5 ~ 10 倍；此后，随着血糖水平降低，胰岛素水平随之下降，至餐后 90 ~ 120 分钟恢复到基础水平。

机体第三支应激部队就是免疫系统，它负责应对抗原异物刺激，通过产生免疫应答来清除抗原、维持机体健康状态。

神经系统、内分泌系统和免疫系统作为机体三支应激部队，虽然它们所应对的刺激不同，应对方式也不同，但它们在各司其职的基础上，相互调节、相互制约，共同组成神经 - 内分泌 - 免疫网络，通过神经递质、神经肽、内分泌激素、细胞因子与相应受体相互作用来完成。

首先，淋巴组织和淋巴器官也受相应神经支配，例如骨髓、胸腺、淋巴结等免疫器官均有自主神经支配，神经末梢可释放各种神经递质，而几乎所有免疫细胞都能表达神经递质受体，神经递质因此可调控免疫细胞功能，其中去甲肾上腺素能抑制免疫应答，乙酰胆碱和脑啡肽能增强免疫应答，而 β 内啡肽作用较为复杂多样。除此以外，神经细胞还能够分泌多种细胞因子（如 IL-1，IL-2，IL-6 等）直接作用于免疫细胞。

其次，内分泌腺体所分泌的激素对免疫功能也具有广泛调节作用，其中最重要、最典型的例子是糖皮质激素，它是由肾上腺皮质在垂体前叶分

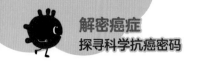

泌的促肾上腺皮质激素刺激下产生，除了参与调控糖、脂肪、蛋白质代谢和生长发育，最突出的功能是对免疫应答和炎症具有强大抑制作用。当然，也有一些内分泌激素能增强免疫功能，例如生长激素、催乳素、甲状腺素等。

而另一方面，免疫系统也可以反过来调节神经系统和内分泌系统功能。免疫细胞可通过分泌细胞因子（如 IL-1，IL-6 等）作用于神经细胞或内分泌细胞；除了分泌细胞因子外，免疫细胞还可以分泌多种内分泌激素和神经肽等调节神经 - 内分泌系统功能，目前已发现免疫细胞可合成 10 多种神经递质和内分泌激素，如促肾上腺皮质激素、生长激素、脑啡肽等。

神经 - 内分泌 - 免疫网络就像三支拿着"对讲机"的部队，它们之间通过双向作用使系统之间得以相互调节，形成一个完整调节回路，共同维持机体在不同条件下的稳态和健康。

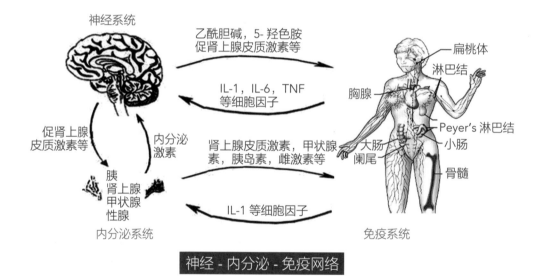

神经 - 内分泌 - 免疫网络

那么就很好理解了，如果神经系统长期处于紧张状态，或者焦虑、抑郁等负性情绪长期积累，得不到及时疏泄，必然会影响机体器官功能，从而出现相应躯体症状和疾病，即心身疾病。

心身疾病指一组发生发展与心理因素、社会因素密切相关，但以躯体症状为主的疾病，据估计 1/3 ～ 2/3 疾病属于心身疾病。

心身疾病虽然是西方医学所提出概念，但我国中医学自古以来就很重视心理因素对人体疾病的影响，有"情志内伤"说法。情志，主要是指喜、怒、忧、思、悲、恐、惊这七种情志活动，又称为"七情"。七情是人对外界的正常生理反馈，当突然出现强烈的精神刺激或者长期反复的精神刺激时，就会导致人体脏腑气血失调，即情志内伤，所以有"喜伤心、怒伤肝、思伤脾、忧伤肺、恐伤肾"，就是情绪影响身体健康的最好诠释。

许多器官可以发生心身疾病。许多被大家广为熟知的疾病属于心身疾病范畴，了解有哪些常见心身疾病后，大家不妨对号入座，一旦出现这些疾病，提示我们心理和情绪层面上可能存在问题，除了接受相应治疗外，应进行压力和情绪方面的管理和疏导。以下是各系统常见的心身疾病。

心血管系统：冠心病、原发性高血压或低血压、心律失常等。

消化系统：胃、十二指肠溃疡、肠易激综合征、溃疡性结肠炎、神经性呕吐、神经性厌食症等。

呼吸系统：支气管哮喘、过度换气综合征等。

泌尿生殖系统：月经紊乱、经前期紧张症、更年期综合征、遗尿、尿频、性功能障碍等。

内分泌系统：甲状腺功能亢进症、糖尿病、神经性低血糖等。

神经肌肉系统：紧张性头痛、偏头痛、痉挛性疾病、睡眠障碍、口吃等。

皮肤系统：神经性皮炎、瘙痒症、斑秃、银屑病、慢性荨麻疹、慢性湿疹等。

耳鼻咽喉系统：梅尼埃氏综合征、过敏性鼻炎、晕车等。

口腔：口腔溃疡、咀嚼肌痉挛等。

当然，癌症与心理因素关系也很密切，稍后会详细分析。

这里具体来看看高血压、冠心病等心血管疾病与心理和情绪的关系：如果一个人经常情绪激动、愤怒，或者长期处于焦虑、烦躁状态，即长期处于紧张应激状态下，那么交感神经系统持续兴奋，引起机体内分泌失调，会导致血压、血糖升高，血液中血脂蛋白成分改变，血液黏稠度增加，血小板聚集加剧，造成血栓形成和冠状动脉痉挛，最终导致高血压或血管粥样硬化等疾病发生。

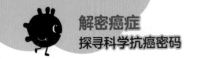

3. 长期"压力山大"，免疫系统真要遭殃

回到本文最开始所提问题：长期"压力山大"、免疫系统要遭殃，这一说法是危言耸听？还是有理有据？

答案是：这一说法有理有据！

心理压力也称为精神压力，会使我们紧张焦虑，即产生应激反应，它分为急性应激和慢性应激。

不能将"应激"一棒子打死。急性应激每个人都会经常性地经历，适度急性应激有积极意义，可以帮助我们应对眼前紧急状况，提高机体反应能力和应对效率。如果你在面试前或走上演讲台前有点小焦虑、小紧张，心跳加速，那么恭喜你，你可能会超水平发挥。由于急性应激持续时间一般比较短暂，对免疫系统影响不大，甚至有研究发现急性应激还可以调动免疫系统，使机体能够更有效地防范抗原入侵。总而言之，适度急性应激利大于弊。

但是，如果应激一直没有处理好，应激时间持续数周甚至数个月，变成了慢性应激，那么对健康就有百害而无一利了。

基于神经-内分泌-免疫网络，出现应激时，大脑里的下丘脑就会向内分泌腺体肾上腺发出神经信号，促进内分泌激素糖皮质激素（主要是皮质醇）分泌，从而调动机体各项功能以应对不良刺激，让机体处于警觉战斗状态。在正常情况下，急性应激如果处理恰当，随着应激消失，下丘脑得到"危险已解除"的反馈信号，就会"告诉"肾上腺下调糖皮质激素分泌，糖皮质激素恢复正常水平。但是，如果急性应激处理不好，变成慢性应激，将导致糖皮质激素分泌调控机制异常，体内糖皮质激素持续处于高水平。

糖皮质激素处于持续高水平会怎样？糖皮质激素是"好人"还是"坏蛋"呢？

先来看看糖皮质激素功能，它可减少应激所导致的缓激肽、蛋白水解酶、前列腺素分泌，减轻它们副作用，使能量代谢运转以糖代谢为中心，以保持葡萄糖对重要器官供应，增加血压调节反应，还有很多生理作用无法一一道来。简而言之，糖皮质激素是机体应激反应中最重要的调节激素，像指挥官一样，可调动机体各种功能来应对不良刺激，让机体处于积极战斗或戒备状态。这样说起来，糖皮质激素是个"好人"。

但是，前面已提到，糖皮质激素还有个非常突出的功能，就是对免疫系统具有广泛而强大抑制作用。1950 年，美国科学家 Philip Showalter Hench 和 Edward Kendall 就因为发现糖皮质激素，并且证实了它在治疗风湿性疾病上的效果，而获得了诺贝尔生理学或医学奖。目前，正是利用糖皮质激素的免疫抑制作用，外源性糖皮质激素已成为临床上使用最为广泛而有效的抗炎制剂和免疫抑制剂，用于很多免疫及炎症相关疾病治疗中，以抑制过度炎症和免疫反应对机体的损害。

而慢性应激所导致的内源性糖皮质激素持续升高，那是另外一回事了，因其会抑制免疫功能，自然成了危害健康的"坏人"。

由此看来，长期"压力山大"，机体处于慢性应激状态，会造成体内糖皮质激素水平持续升高，从而导致免疫功能低下和紊乱。所以：

☑ 长期"压力山大"、持续焦虑，可能更容易发生各种感染，并且一旦发生感染，需要更长时间才能痊愈。

☑ 长期"压力山大"、持续焦虑，可能更容易出现某些超敏反应性疾病。

☑ 长期"压力山大"、持续焦虑，可能更容易患多种自身免疫性疾病，或导致疾病复发，或造成病情加重。

☑ 说重点了，长期"压力山大"、持续焦虑，可能更容易患上癌症，或者导致癌症恶化。

说长期"压力山大"会增加患癌症风险，有点像"天方夜谭"，所以需要拿出强有力证据来证明：

☑ 2017 年，一项涉及 16 万人、对 1994—2008 年间 16 个独立研究报道结果进行荟萃分析研究显示，自我报告心理压力在流行病学上与多种癌症死亡相关，锁定了心理压力与癌症间密切

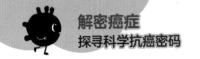
关系。

☑ 不仅如此，在 2017 年 11 月 8 日《科学转化医学》（*Science Translational Medicine*）上，来自美国 MD 安德森癌症中心的科学家们通过设计精妙的实验找到直接证据证明压力会导致肺癌耐药性发生，加速癌细胞生长。这个发现对每一个生活在持续压力下的人，都有重要启迪意义。

☑ 2019 年 3 月，发表在世界顶级学术期刊《自然》（*Nature*）上面的文章揭示了糖皮质激素与癌症进展间关系。研究结果发现在乳腺癌进展过程中，糖皮质激素会激活远处转移灶中糖皮质激素受体，促进癌症转移，降低荷瘤小鼠存活率，而且还使化疗药物疗效变差，因为合用地塞米松和化疗药紫杉醇的小鼠总生存期较单用紫杉醇小鼠显著缩短。由于以糖皮质激素为代表的应激激素，在焦虑、应激等情况下分泌会增加，这项研究为精神压力导致癌症恶化提供了直接证据。

☑ 2019 年 9 月，另一篇发表在著名学术期刊《自然・医学》（*Nature Medicine*）的文章，进一步揭示了树突状细胞（一类重要免疫细胞，负责活化 T 细胞，启动免疫应答）在应激、糖皮质激素促进癌症发生发展中发挥重要作用。研究者利用药物诱导建立小鼠肺癌模型，发现社交失败（social defeat，SD）的小鼠肺部形成更多肿瘤结节，且对化疗药物及免疫治疗反应均比社交正常组小鼠差。对机制进行研究发现，在 SD 小鼠，心理压力导致小鼠血中糖皮质激素水平升高，从而增强树突状细胞中 Tsc22d3 表达，不用管 Tsc22d3 到底是个什么东西，总之最终抑制了树突状细胞功能，导致癌症生长和扩散。

如果觉得从小鼠所获得的研究结果说服力有限，该文章后半部分则提供了对人体的研究结果，与年龄和性别匹配的健康志愿者相比，结直肠癌和非小细胞肺癌患者血液中糖皮质激素水平、外周血单核细胞 Tsc22d3 表达显著增高，而且通过问卷对情绪状态进行调查显示，高糖皮质激素水平与消极情绪有关。

该研究首次理清了"心理压力 - 糖皮质激素分泌增加 - 树突状细胞Tsc22d3表达上调 - 免疫功能下降 - 促进癌症发生发展"之间的关系，这一研究结果非常好地诠释了神经 - 内分泌 - 免疫网络之间如何进行相互调控。

当然，这一研究也提示我们，不要把自己封闭起来，要勇敢地走出心灵围城，多与家人交流，多交些朋友，这对我们的健康有益。

☑ 压力不仅会削弱针对癌症的适应性免疫，还会影响固有免疫。2021年4月13日，加拿大研究人员在《细胞报道》（*Cell Reports*）发表研究论文，研究结果显示压力所诱导的激素（糖皮质激素）会削弱固有样T细胞（innate-like T cells）抗癌能力，导致癌细胞发展和扩散加速。

既然心理因素与癌症发生关系密切，那么维持心理平衡就显得尤为重要。对于压力和应激事件，我们没有能力阻止它们发生，但可以试着改变应对方式，及时地处理和疏导各种压力和不良情绪。

重点提示

❶ 神经系统是机体指挥机关：一方面控制与调节各器官、系统活动，使它们之间协调统一；另一方面通过分析与综合，使机体对环境变化刺激作出相应反应，实现机体与环境的协调统一。

❶ 神经、内分泌、免疫三大系统各司其职，又相互调节、相互制约，组成神经 - 内分泌 - 免疫网络，共同维持机体在不同条件下稳态和健康。

❶ 长期"压力山大"，可通过神经 - 内分泌 - 免疫网络，导致各种心身疾病。

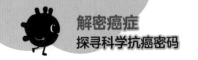

!长期"压力山大",可造成血液中糖皮质激素水平持续升高,导致免疫功能低下和紊乱,促进各种免疫相关疾病的发生和发展。

!长期"压力山大",致使体内糖皮质激素水平持续升高,导致免疫功能低下或紊乱,促进癌症发生和进展。

（五）免疫也会让人生病

免疫是人体最好的医生,通过发挥免疫防御、免疫自稳和免疫监视功能来维护机体健康,但前提是在免疫功能正常情况下。

如果免疫功能异常会发生什么?答案是,会让人生病。

在前面关于艾滋病介绍中已经说到,当HIV感染导致免疫系统瘫痪后,机体不能有效抵御病原体感染和及时清除癌变细胞,艾滋病患者就会发生各种严重感染和恶性肿瘤,其中的道理很容易理解。在这里,就不再赘述由于免疫功能低下或缺陷导致免疫"不作为",如何会让人生病。

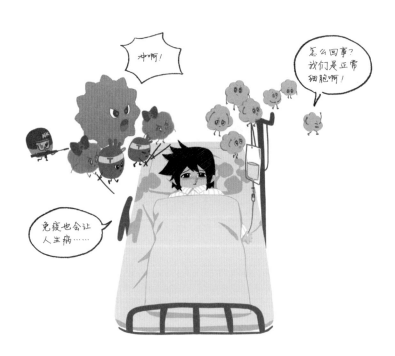

在"免疫也会让人生病"这个专题，我们将聚焦免疫在与抗原战斗中如何对机体造成了损伤和破坏，从而导致人患病。

曾经在面向非医学生科普讲座中播放了一个关于烈性传染病埃博拉病毒视频，视频中有一句话"不是埃博拉病毒杀死你，而是你杀死了自己"，虽然这一说法有点极端，但也不是全无道理。

1. 免疫功能越强，身体越健康吗

免疫功能低下或缺陷导致免疫"不作为"会让人生病，反之，免疫功能越强，身体就越健康吗？或者"增强免疫功能"，在任何时候都对健康有益吗？

免疫功能越强，身体不一定就越健康，反而可能会让人生病。而增强免疫功能，在一定程度上是正确的，但免疫功能还真不是越强越好。

以"免疫防御"功能来说，若"免疫防御"功能过强、持续时间过长或发生了"偏差"，那么在清除抗原的同时，可能会导致机体组织损伤和功能异常，即发生超敏反应。正所谓"杀敌五百，自损一千"。常见疾病如荨麻疹、过敏性鼻炎、过敏性哮喘、接触性皮炎、过敏性休克等都属于是超敏反应性疾病。

超敏反应根据发病机制和临床特点的不同，将其分为Ⅰ型、Ⅱ型、Ⅲ型和Ⅳ型。重点来说一说大家最熟悉的Ⅰ型超敏反应，也就是大家常说的过敏或变态反应。

有些人对食物过敏，在电影或电视剧里，常常出现这样一个镜头：某人吃了某种食物，可能是花生、虾、鸡蛋，突然面部肿胀、满脸皮疹或者满头大汗、呼吸困难，甚至出现休克、危及生命。虽然感觉充满戏剧性，但这可不是艺术加工，在现实中会时不时发生。

有些人则对空气中花粉、尘螨、或动物毛屑过敏。所以，同样都是过敏性鼻炎，有人在春暖花开时鼻炎加重（对花粉过敏），有人在打扫房间、整理床铺或衣柜时鼻炎发作（对尘螨过敏），而有人自从养了狗或猫后，就常常出现阵发性喷嚏、清水样鼻涕、鼻塞和鼻痒（对动物皮毛过敏）。当然，除了过敏性鼻炎，空气中的过敏原还可以导致过敏性哮喘、荨麻疹等。

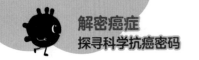

还有些人对药物过敏，可导致过敏的药物有青霉素、磺胺类药物、麻醉药普鲁卡因、有机碘化合物等。因此，看病时医生会反复询问药物过敏史，只有问清楚了才知道能不能使用某种药物，而有些药物在使用前还必须做皮试，检查人是否对其过敏，确保用药安全。

为什么会过敏？大家都接触了花粉或吃了花生，为什么只有少数人过敏？莫非真有所谓的过敏体质？

发生过敏的根本原因，是人对过敏原中某种成分或某些成分产生了异常免疫反应：

☑ 人体内抗体有 5 类，分别为 IgM、IgG、IgA、IgD 和 IgE，像是一条藤上的 5 个瓜。

☑ 在正常情况下，机体对抗原主要产生 IgG、IgM、IgA 类抗体来清除抗原，在清除抗原的同时一般不会对机体导致很大伤害。

☑ 对某种物质（过敏原）过敏的人（一般与遗传有关）却产生了大量 IgE 类抗体。IgE 类抗体虽然可以对机体发挥保护作用，但是常常做坏事：它们会与肥大细胞、嗜碱性粒细胞等免疫细胞结合，这些细胞就像个弹药库，细胞里装满了能让人过敏的生物活性介质，此时机体处于致敏状态，箭在弦上，一触即发；一旦机体再次接触相同的过敏原，过敏原与已结合在这些细胞膜上的 IgE 结合，"嘭"一声，触发细胞大量释放活性介质，过敏就这样发生了，分分钟的事情。

☑ 前面讲过，适应性免疫有两支军队，B 细胞负责产生抗体，而 T 细胞会分化为效应 T 细胞，抗体可能会对机体造成伤害，效应 T 细胞也不例外，IV 型超敏反应就是效应性 T 细胞搞破坏的结果。例如接触性皮炎，皮肤接触油漆、染料、农药、化妆品和某些药物（如磺胺类药物和青霉素）后，可导致皮肤局部出现红肿、皮疹和水疱，严重者可发生皮肤剥脱，罪魁祸首就是特异性针对这些物质的效应 T 细胞，它在行使功能的过程中对皮肤组织造成了炎症损伤。

对于过敏反应，不要抱侥幸心理，因为如果发生过敏性休克，可能致命。上上策就一个字，"躲"，查明过敏原后，尽量避免与之接触。例如对花生过敏，那就不要吃任何含有花生的食物，只要不接触，就不会发生过敏反应。

除了抗体和效应性 T 细胞会对机体造成损伤、导致疾病外，还有一种著名免疫损伤机制是细胞因子风暴。在埃博拉病毒感染中，自身免疫系统所制造的细胞因子风暴，是导致感染者死亡重要原因之一，即"不是埃博拉病毒杀死你，而是你杀死自己"。

新型冠状病毒肺炎大流行，再次将细胞因子风暴推上了风口浪尖。为数不少感染者初期症状不明显，后期却突然由轻症转为重症，病情急转直下，严重者可能危及生命，研究发现与患者出现了"细胞因子风暴"有关。

要说清楚什么是细胞因子风暴，得先说说细胞因子。细胞因子是一类重要免疫分子，本质上是一些小分子蛋白质，种类繁多，包括白细胞介素、干扰素、趋化因子和肿瘤坏死因子等，主要由免疫细胞在抗原刺激下产生，负责在免疫细胞间传递信号，活化免疫细胞，并调动和召集各种免疫细胞到抗原存在部位，对抗原如细菌、病毒等进行猎杀。

如果病原体来势汹汹，在体内大肆繁殖、复制，免疫系统就只能火力全开，产生过量细胞因子，试图阻止感染继续进展，这就是细胞因子风暴。细胞因子风暴就像是机体 1 级戒备状态，到处是杀气腾腾的抗体和白细胞，血管壁也变得非常容易穿透，血液、血浆大量渗出到局部组织，虽然看不见硝烟，但整个场面就像战争大片。免疫系统全力激活后固然能更有效地杀灭细菌、病毒，同样对机体也造成严重损伤，结局是两败俱伤。

来看一看新型冠状病毒感染，机体遇到如此强大病毒，免疫系统不得不启动细胞因子风暴，召集超量免疫细胞到肺部，在猎杀病毒同时，连带着把病毒感染的细胞及周围组织细胞一并杀死，导致肺部组织受损，以及大量免疫细胞和体液在肺部聚集，患者出现呼吸困难，严重者快速进展为急性呼吸窘迫综合征。

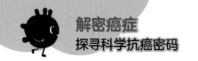
2. 免疫系统会"调转枪头"攻击自身吗

免疫系统是健康保护者，不仅能阻挡和杀死入侵细菌和病毒，还能够清除体内衰老、损伤、死亡细胞或其他成分，换言之，清除自身垃圾也是免疫系统的一项重要工作。

但是，老虎有打盹时候，免疫系统也会犯错。当它被蒙蔽双眼、不能够正确辨清敌我时，便会调转枪头，将自身正常细胞和组织当成外来病原体进行攻击，其结果是可能导致自身免疫病。

全身组织和器官都有可能受到免疫系统的错误攻击，如大脑、眼睛、脊椎、甲状腺、关节、皮肤、心脏等，都有可能受到自身免疫系统攻击，所以自身免疫性疾病种类繁多。常见自身免疫病有系统性红斑狼疮、类风湿性关节炎、1 型糖尿病、多发性硬化、干燥综合征等。

免疫系统为什么会攻击自身？

有一部分患者可能是因为感染，感染可诱发免疫系统产生自身抗体来攻击自身，这好比跟外来病原体进行激烈斗争，一不小心把家里桌子椅子台灯打坏了。另外一些人发生自身免疫病可能跟遗传有关，例如父母有自身免疫性疾病，那么，子代出现这种疾病的概率就会比正常人大很多。其实，大多数自身免疫性疾病的发病原因和发病机制都不清楚，所以治疗和预防疾病复发就变得更加困难。

不要认为自身免疫性疾病罕见，它其实很常见。总体来说，育龄女性、20~40 岁青壮年人群、有家族病史人群、患有其他免疫疾病人群等，都是自身免疫性疾病高危人群。这些人更要密切关注自己的免疫功能，不是看免疫功能高低，而是看它是否平衡。

自身免疫病治疗很棘手，这种疾病之所以难治，是医生面对这种疾病常常会"畏首畏尾"。如果面对敌人，只要全力歼灭就好，可面对"失去理智"的战友，既想要阻止它捣乱，又怕伤着它，这就比较麻烦了。

目前常用的治疗方法是应用糖皮质激素和免疫抑制剂，通过抑制炎症和免疫应答来减轻自身免疫病症状，但这些传统治疗方法治标不治本，很难真正将免疫系统拉回正常轨道，而且抑制免疫系统功能，有可能导致各种致命性感染。随着对自身免疫病机制认识的深入，科学家们正在探索更多能够"治本"的新策略，力争恢复机体正常免疫功能，从根本上治疗自身免疫病。

重点提示

- 不是免疫功能越强，身体越健康。
- 免疫系统在清除抗原过程中，可能会"杀敌五百，自损一千"，导致机体出现生理功能紊乱或组织细胞损伤，发生超敏反应性疾病。
- 免疫系统也可能会调转枪头攻击自身组织细胞，导致自身免疫病。

（六）免疫与癌细胞之战

千呼万唤始出来，终于轮到免疫与癌细胞同时闪亮登场了，它们之间将展开殊死搏斗，可鹿死谁手尚无定论。

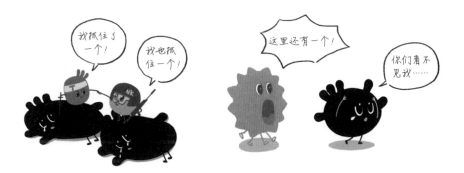

100 多年来人类通过对免疫系统的不懈研究，目前已经对该领域的主要问题有了一些认识。

归纳起来有以下三个问题：免疫系统如何清除癌细胞？免疫与癌细胞间的战斗如何影响癌症发生发展？如何更好地激发抗癌免疫？

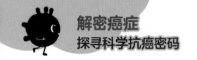
1. 免疫系统如何清除癌细胞

人体内是否存在能清除癌细胞的免疫？

答案是肯定的！对癌细胞进行清除即免疫监视是免疫系统三大功能之一。

机体如何构筑起这个抗癌免疫网络？两种类型免疫，即固有免疫和适应性免疫，都参与组成了抗癌免疫网络。

具体来讲，抗癌大军主要由自然杀伤细胞（NK 细胞）、巨噬细胞和 T 细胞组成，NK 细胞和巨噬细胞属于固有免疫，而 T 细胞属于适应性免疫。适应性免疫有两支军队，除了 T 细胞外，另外一支军队是 B 细胞，B 细胞活化后通过产生抗体来发挥作用，由于抗癌抗体在体内杀灭癌细胞的作用远不如效应 T 细胞重要，这里就不讲 B 细胞这个分支了。

首先是 NK 细胞，它们在体内不停地巡逻检查，随时准备着处理"突发事件"。NK 细胞通过前面讲过的查验"身份证"方式，即通过与正常细胞膜上 MHC Ⅰ类分子结合，能够快速将癌细胞和正常细胞区别开来，一旦鉴定是癌细胞，它们马上释放毒性物质来杀死癌细胞。

NK 细胞属于固有免疫，它们对癌细胞识别和杀灭没有抗原特异性，不是说某个 NK 细胞只能杀死肝癌细胞，而另一个 NK 细胞只能杀死肺癌细胞，拿不出"身份证"的癌细胞，都会被 NK 细胞杀死。

其次是巨噬细胞，它也是抗癌大军中的重要成员，但是巨噬细胞在抗癌免疫中的作用有点儿复杂，不可一概而论。科学家们发现，巨噬细胞是一群异质性细胞，可以分化为两个群体，即 M1 型巨噬细胞和 M2 型巨噬细胞，它们的功能截然相反。

☑ M1 型巨噬细胞可通过多种机制发挥抗癌效应，可以直接吞噬溶解癌细胞，可以通过释放细胞毒性分子来间接杀伤癌细胞，还可以通过增强 NK 细胞杀伤活性、诱导促进 T 细胞活化等来发挥抗癌效应。

☑ 而 M2 型巨噬细胞则被癌细胞收买了，它们不仅向癌细胞投降，而且"助纣为虐"，通过产生表皮生长因子、转化生长因子等细胞因子或者酶类，促进癌细胞生长和转移。

最后要隆重介绍 T 细胞，它们是抗癌大军中的绝对主力和骨干，特别是其中的细胞毒性 T 细胞即 CTL 细胞。CTL 细胞是杀癌细胞"能手"，相当于特种部队，一旦发现了癌细胞，就会扑上去，紧紧地抓住，给癌细胞"致命一吻"，通过释放毒性物质以及其他多种机制，"长枪短炮"一起上，大约 30 分钟后，癌细胞就开始死亡，而 CTL 细胞则离开，继续去寻找下一个攻击目标。

同样作为"杀手"，NK 细胞和 CTL 细胞有诸多不同。

☑ 与 CTL 细胞比较，NK 细胞的一大优势是能够快速地发挥作用。它不需要经过复杂的活化、增殖、分化过程，也不需要经过严苛训练，碰见癌细胞就可以杀，而且可以杀死不同种类的癌细胞，所以叫自然杀伤细胞，天生具有杀伤神功。

☑ 而 CTL 细胞杀癌细胞过程要麻烦些，没有遇见癌细胞之前，它还只是个"菜鸟"，为初始 T 细胞，即 naïve T 细胞，naïve 是天真、幼稚的意思。这些 naïve T 细胞遇到癌细胞，没有能力杀死癌细胞，需要先在免疫训练营例如淋巴结里接受"培训"，经过复杂的细胞活化、增殖、分化过程，naïve T 细胞会变成一大群全副武装 CTL 细胞，然后它们开赴全身各处，火力全开，特异性地、高效地、连续地杀死相应癌细胞。

如果大家关注过癌症，特别是癌症治疗，一定知道，这几年癌症治疗最前沿、最炙手可热的领域不是传统手术、放疗、化疗，而是免疫生物治疗，也就是利用机体免疫功能去杀癌细胞，而且归纳起来，癌症免疫生物治疗的突破性进展，主要都是围绕着如何更好地激发 T 细胞杀死癌细胞来进行。由此可见，T 细胞确实在抗癌大军里占据着举足轻重的地位。

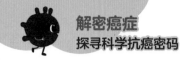

2. 免疫有能力应对癌细胞威胁吗

这一定是大家最关心的问题，一方面，癌细胞的出现无法避免，另一方面，机体配备了庞大的免疫抗癌军团，那么，免疫有能力应对癌细胞威胁吗?

2002 年，Gavin P Dunn 和 Robert D Schreiber 等首次提出了肿瘤免疫编辑学说，这一学说系统阐述了癌症和免疫系统之间的三阶段关系，这一学说目前已得到了广泛认可。

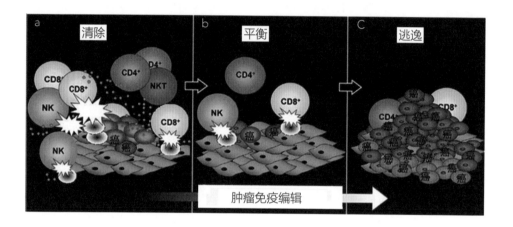

这一学说的核心思想是，癌细胞与免疫势不两立，免疫与癌细胞之间的战斗只有到生命终点才会结束，免疫系统构筑起层层网络努力清除癌细胞，而癌细胞在免疫压力下，通过不断发生基因突变或其他机制，想方设法逃避免疫攻击，双方力量的消长决定了机体健康状态。

☑ 第一阶段——清除。免疫占了绝对优势。虽然癌细胞会像雨后春笋般不断出现，但只要免疫功能正常，就不足为患，癌细胞一出现就可以被及时清除干净，人体处于健康状态。

☑ 第二阶段——平衡，免疫略占优势或者两者势均力敌。免疫不能把癌细胞清除干净，体内一直存在着癌细胞，但处于被压制状态，它们不会无限制增殖、对人造成致命损伤。而且由于体内有千千万万个细胞，只有零零星星变节细胞，身体根本感觉不到异样，不会出现显著临床症状。

☑ 第三阶段——逃逸，癌细胞占了优势。癌细胞很狡猾，会易容术、伪装术，而且在免疫系统的围剿下会不断学习进步，其目的只有一个，逃避免疫系统的追杀。一旦其成功获得免疫逃逸技能，就可以在体内大肆生长，侵犯正常组织和器官，最终可散布全身，导致各种临床症状。简单来说，如果去医院检查，这个人就会被诊断为癌症。

第一阶段和第三阶段很容易理解，而第二阶段就要费些思量。在自己毫无感觉、没有任何不适或症状的情况下，体内竟然存在癌细胞，而且还不能被免疫系统彻底清除，也就是说癌细胞与免疫处于平衡状态，真有这样情形出现吗？

2018年，一个不同寻常的器官移植案例震惊了医学界，这个案例发表在《美国移植期刊》（American Journal of Transplantation）上，研究团队由荷兰阿姆斯特丹大学肾脏学教授弗雷德里克·贝梅尔曼斯领导。4名患者接受了器官移植，移植器官均来自同一名捐献者。在移植后16个月到6年间，这4名患者先后患上癌症，其中3人已经死亡，只有1人幸存。

具体情况如下：2007年，一名53岁妇女因蛛网膜下腔出血去世，去世之前，她签订了器官捐赠协议。去世之后，医生进行了各项相关检查，确认可以进行器官移植。很快她的心脏、肺、肝脏、左肾和右肾，总共5个器官，被分别移植给了5位患者。除接受心脏移植患者在移植5个月后因感染死于脓毒症外，其他4位患者，在接受器官移植后16个月到6年间均先后患上了癌症，1例肺癌，2例肝癌，1例肾癌。唯一幸存者是肾癌患者，一名32岁男子，他接受了捐献者的右肾移植，于2011年被查出肾癌，此时癌细胞还没有大面积扩散，医生建议他手术摘除移植肾脏，他果断同意了，术后积极进行化疗抗癌，这让他躲过了死神的召唤，留住了性命。

虽然这4位接受器官移植患者发生癌症器官不同，但通过DNA检测证实，他们体内癌细胞均来自器官捐献者乳腺癌细胞。

换句话说，虽然这名器官捐献者生前没有任何乳腺癌症状，而且器官移植前筛查也没有发现任何异常，但她体内确实存在着乳腺癌细胞，而目前检测技术还检测不出来。这一案例还说明在乳腺癌极早期，癌细胞也可能发生广泛转移，因为在她所捐献器官，即肺、肝脏、双肾中都已经有乳腺癌细胞潜伏，这打破了"癌症到中晚期才转移"的观念。事实上，这名器官捐献者处于癌症发生第二阶段，即癌细胞和免疫处于一种平衡状态或者癌细胞被压制状态，除乳腺外，癌细胞还潜伏在机体多个器官，等待时机发病。

这个时机什么时候出现呢？那就是乳腺癌细胞随着被移植器官进入受者体内时。因为器官移植时，为了保障被移植器官不被排斥、在受者体内长期存活，接受器官移植患者都要长期接受免疫抑制剂治疗。也就是说，接受器官移植术者免疫功能一直处于被强行压制状态，导致随移植器官进入受者体内的癌细胞得以逃避免疫攻击，从而大肆生长发展成癌症。

这听起来有点儿复杂，但恰恰充分证明免疫功能在癌症发生发展中发挥至关重要的作用，简单总结如下：在器官捐献者生前，体内其实已存在乳腺癌细胞并转移到多个器官，由于其免疫功能相对正常，癌细胞处于被压制状态，临床上没有表现出癌症相关症状；而接受器官移植术者，因为接受免疫抑制药物治疗，免疫功能处于抑制状态，所以随移植器官进入受者体内的乳腺癌细胞得以生长、形成癌症。

2018年，另一篇发表在权威科学期刊《美国科学院院报》（*Proceedings of the National Academy of Sciences of the United States of America*）上的文章，为免疫在癌症发病中发挥重要作用这一观点提供了更多研究证据。

众所周知，对于大多数癌症而言，随着年龄增长，患癌风险会增加，而且男性患癌率显著高于女性。传统观点认为，随着年龄增长，细胞会累积更多基因突变，所以癌症发病率随年龄增长而升高。

然而，在这篇文章中，来自邓迪大学的 T. J. Newman 教授课题组与多个大学科学家通过合作研究发现，癌症发病率随着年龄增长背后更大原因不是基因突变累积，而是免疫系统衰退，他们分析了 200 万例 18～70 岁癌症患者数据后得出了这一结论。

免疫系统衰退主要原因是胸腺退化，胸腺是最重要的中枢免疫器官，是 T 细胞分化、发育、成熟场所，胸腺衰退伴随着年龄增长而发生，平均每 16 年缩小近一半，导致 T 细胞数量下降，而且，某些癌症发病率上升与新生 T 细胞数量下降存在极强相关性。男性患癌率为什么高于女性？文章认为因为女性胸腺衰退速率比男性慢，这在一定程度上造成了癌症发病率的性别差异。

"免疫系统衰退，可能才是癌症发病率随年龄增长而升高的主因"，这一观点一经发表，就掀起了激烈讨论：有人质疑这一癌症发生免疫调节模型；也有人认为基于这一模型，癌症防治焦点可能会有所改变，促进衰老免疫系统功能恢复似乎比限制基因突变更为可行。出现这些争论很正常，纵观人类发展历史，我们就是在对问题的不断讨论和争论中越来越接近事实和真相。"路漫漫其修远兮，吾将上下而求索"，大致就是这个道理。

说了那么多，还是那句话，免疫是机体最好的医生，在与癌细胞这场看不见硝烟的战争中，发挥着至关重要作用。

如何帮助免疫打赢与癌细胞的战争？了解免疫在癌症发病中发挥至关重要作用后，大家心中自然会浮现这个问题。对于这个问题，科学家们也正在努力寻求答案，尝试通过各种策略来激发和加强抗癌免疫功能，以期能更好地预防和治疗癌症。癌症免疫治疗和预防目前已取得了很多突破性进展，开出了一朵朵璀璨花朵，在本书第三部分和第四部分，我们会分享其中标志性成果。

重点提示

- 免疫抗癌大军是个集团军，由固有免疫和适应性免疫共同构建组成。
- 在免疫系统抗癌战斗中，NK 细胞是快速反应部队，T 细胞特别是 CTL 细胞是特种部队，巨噬细胞可以是"神助攻"也可能会变成"猪队友"，其他免疫分子如抗体、补体、细胞因子等也在其中发挥一定作用。

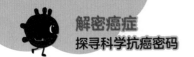
❶ 免疫与癌细胞之间的战斗，只有到生命终点才会结束。

❶ 免疫占了绝对优势，人体处于健康状态。

❶ 免疫略占优势或者两者势均力敌，体内虽然存在癌细胞，但不出现显著临床症状。

❶ 癌细胞占了优势，逃过免疫攻击，即发展为癌症。

三、
癌症治疗：
癌症等于绝症吗

每个人心中都应有两盏灯光，一盏是希望的灯光，一盏是勇气的灯光。有了这两盏灯光，我们就不怕海上黑暗和风浪险恶了。

——罗曼·罗兰

雾气弥漫的清晨，并不意味着是一个阴霾的白天。累累创伤，就是生命给你的最好的东西，因为在每个创伤上都标示着前进的一步。

——罗曼·罗兰

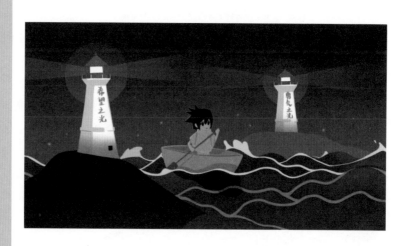

引子

遇见癌细胞，不仅有免疫系统在机体内与其进行殊死搏斗，以捍卫人体健康，更有现代医学与癌症的不懈抗争史，留下了许多可圈可点的里程碑式事件和突破性进展。

自 1884 年首次实施恶性肿瘤根治手术，打响了人类向癌症宣战第一枪，130 多年来，人类对癌症的认识发生了翻天覆地变化，而对抗癌症的医疗手段，也从最初无可奈何，到如今同时手握手术、放疗、化疗、分子靶向治疗、免疫生物治疗等多种高精尖武器，人类在抗癌路上越走越远，越走越有力量。

虽然我们在这里聚焦癌症治疗，但我并不是战斗在抗癌一线的临床医生，所以如果与癌症狭路相逢，不能将本书内容作为诊断和治疗依据，而应该去正规医院寻求专科医生帮助。当然，随着癌症治疗方法和手段越来越多，在治疗方案选择上，并不是越贵就越有效，对于每个患者而言，最适合的方案才最有效。

我们在这里讨论癌症治疗，只是为了让大家燃起希望和勇气之光，让我们能够抵抗海上的黑暗和风浪的险恶。

雾气弥漫的清晨，并不意味着是一个阴霾的白天，癌症也早已不等同于绝症。医学进步与发展的速度令人震惊，随着癌症生存率的不断提高，我们有理由相信，在不久未来，癌症即便不能治愈，也可以实现长期带瘤生存。将癌症变成一种慢性病，我们正在不断向着这个目标前进。

（一）手术疗法：为什么有些恶性肿瘤不能"一切了之"

手术切除是癌症治疗中一种最为直接、有效和常见的方法，一般来说，除了血液系统癌症如白血病，大多数实体恶性肿瘤可以采用手术疗法，将其"一切了之"，尤其是早期、中期，没有发生局部和远处转移，瘤体较小者，手术效果比较理想。所以，手术切除是最早用于癌症治疗的手段，而且时至今日，手术疗法依然是对抗恶性肿瘤的最主要武器之一。

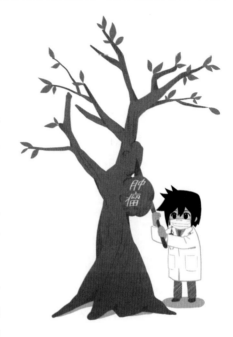

作为对抗癌症当之无愧的第一神器，在对抗癌症130多年的医学史上，手术疗法经历了许多困惑和瓶颈，也在不断地变革和创新。那么，就来讲一讲这些困惑和瓶颈，聊一聊这些变革和创新。

1. 为什么有些恶性肿瘤不能"一切了之"

小李父亲最近被诊断为胃癌，小李非常着急，要求医生赶紧做手术将肿瘤切除。

通过一系列检测，经综合评估后，主管医生认为不适宜马上手术，建议先进行化疗后再考虑是否进行手术治疗。这可把小李急坏了，心中升起一连串疑问：不是一刀切除就完事了吗？为什么还非得弄个"化疗"？化疗后还需要手术吗？

对于在局部形成了原发病灶恶性肿瘤，手术切除无疑是首选疗法，但其最大困惑和瓶颈是有些恶性肿瘤不能"一切了之"！关于这个问题，其

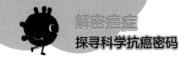

实有多个层面含义。

> * 首先，恶性肿瘤不能简单地"一切了之"，是因为人们很早就发现，将肿瘤包块切除后，很快会在原发病灶局部甚至远处器官长出新包块，即术后很快就会复发，大有野火烧不尽、春风吹又生之势，这在当时很令人费解。

直到 1884 年诞生恶性肿瘤根治手术，才为这一问题找到答案。因为在这之前，医生都是单纯切除肉眼可见的肿瘤组织，1884 年巴尔的摩外科医生 William Halsted 开创了一种全新手术方式来切除乳腺癌——乳腺癌根治术：在切除肉眼可见肿瘤组织的同时，需要切除肿瘤周围一部分正常组织。这一手术方式变革很快显现效果，显著减少了乳腺癌复发。

其中原因很好理解，由于癌细胞呈浸润性生长，因此肿块周围看似"正常"的组织，可能已经有癌细胞生长了。为了更彻底切除癌组织，就要保证手术切缘癌细胞阴性。如何确定手术切除边界，没有统一标准，因为每一种癌症生物学行为和向周围浸润程度均不一样，需要临床医生根据临床经验和既往病理结果，来判断应该切除多大范围的正常组织，有时候还需术中做冰冻切片进行病理诊断，以明确切缘没有癌细胞。

> * 其次，肿瘤"根治性"手术也不能保证能将恶性肿瘤"一切了之"，因为癌细胞不仅会浸润进入周围正常组织，还常常会通过淋巴循环转移至局部引流淋巴结，淋巴结转移是大多数恶性肿瘤常见的转移方式。

例如乳腺癌，癌细胞一般首先转移到腋窝淋巴结，然后是锁骨下淋巴结，最后是锁骨上淋巴结；而结肠癌，癌细胞会首先转移到肠道旁淋巴结，然后是肠系膜淋巴结（中间淋巴结），最后是肠系膜动脉根部淋巴结（中央淋巴结）。

因此，手术切除肿瘤包块时，不仅需要切除周围一部分正常组织，常常还需要清扫局部引流淋巴结，即进行原发肿瘤病灶切除术加淋巴结清扫术，不管淋巴结有没有转移，都需要切掉，然后送去病理科，在显微镜下观察，是否有淋巴转移。

淋巴结清扫不仅可以切除淋巴转移病灶，降低术后癌症复发概率，而且可以根据局部淋巴结转移情况对癌症进行临床分期，有助于确定后续治疗方案以及判断患者预后。

原发肿瘤病灶"根治性"切除术加淋巴结清扫术，虽然可以更彻底地切除癌细胞，但存在以下两个问题：一是淋巴结与周围组织对比并不是很明显，若癌细胞侵袭至微小淋巴结，它们通常隐匿在结缔组织中，在手术中单凭肉眼及经验，很容易遗漏掉；二是对机体创伤比较大，以乳腺癌为例，由于大面积切除淋巴结，破坏了腋窝淋巴循环，因此术后患者会出现肩关节活动障碍以及患侧肢体淋巴水肿等严重并发症。

近年来，淋巴结示踪技术在临床上应用为解决以上问题提供了可能。这一技术是在手术中将示踪剂注入肿块或附近组织内，以示踪肿瘤局部引流淋巴管和淋巴结，不仅可以提高微小淋巴结检出率，还可以帮助定位前哨淋巴结，即原发肿瘤淋巴引流区域中第一组淋巴结。由于癌细胞若通过淋巴系统扩散，会首先累及前哨淋巴结，然后才会进一步向远处转移，通过前哨淋巴结活检，若发现前哨淋巴结没有癌细胞转移，那就可以避免未被累及淋巴结被清扫，从而降低手术创伤。

简而言之，淋巴结示踪技术可指导手术淋巴结清扫范围，避免淋巴结遗漏或过度清扫，随着示踪剂和示踪技术发展，淋巴结示踪技术在恶性肿瘤外科手术治疗中发挥越来越重要作用。

* 最后，恶性肿瘤虽然在局部组织器官形成了肿块，但切除肿块并不意味着就根治了疾病，它本质上是一种全身性疾病。

恶性肿瘤之所以被称为"恶"，其中一个重要原因在于它具有"侵略性"，它不仅会像个无孔不入的"恶魔"在局部浸润生长，还可以通过血循环和淋巴循环等到达身体其他地方。一旦它已经转移到人体多个器官，那还怎么进行手术？

也就是说，恶性肿瘤晚期发生全身广泛转移，失去了手术治疗价值，或者与周围脏器、重要血管等严重粘连，手术创伤过大无法进行手术切除，还有些恶性肿瘤，比如长在脑区重要部位脑肿瘤，也不能切除。

当然，还有一些患者受限于年龄、身体一般状况和主要脏器功能等因

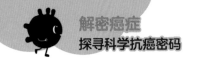

素，而不能接受手术治疗，毕竟手术对机体创伤很大，没有一定身体条件扛不住。

总结起来，手术疗法在恶性肿瘤中所面临的困境和瓶颈，根本原因在于，虽然癌细胞会在局部组织或器官形成原发病灶，但其本质上是一种全身性疾病。

2. 若不能"一切了之"，恶性肿瘤还能怎么治疗

恶性肿瘤虽然会在局部形成实体瘤病灶，但其本质上是一种全身性疾病，恶性肿瘤治疗不能靠单纯手术切除，要注重多方面综合性治疗，这已成为业界共识。随着放疗、化疗、靶向治疗、免疫治疗等疗法成功应用于临床，将手术治疗与这些疗法联合应用，不仅为手术切除肿瘤创造了更多机会，而且能更好地防止其复发。

因此，原发病灶根治切除术加淋巴结切除术后，往往要根据疾病分期，给予放疗、化疗、靶向治疗或者免疫治疗等，以最大限度地杀灭体内残留的癌细胞，防止癌症复发。

而对于失去了最佳手术时机、不能进行根治性手术完全切除恶性肿瘤患者，在过去基本上就等同于放弃治疗，而目前有了更多选择。

☑ 一是进行减瘤术，也称为姑息性手术，切除部分肿瘤以减轻症状、减轻瘤负荷，不仅可以提高患者生存质量，甚至可以延长生存期。

☑ 二是可以单独或联合进行化疗、放疗、靶向治疗或者免疫生物治疗，同样可以杀灭癌细胞，延长患者生存期，这些疗法如何发挥抗癌作用，会在后面进行详细介绍。

☑ 三是在手术前先实施化疗、放疗等治疗，即新辅助疗法，可以使肿瘤病灶及局部肿大淋巴结缩小，降低肿瘤分期，降低手术切除肿瘤难度，从而使一部分失去手术机会的肿瘤患者再次获得手术机会，有可能将肿瘤"连根拔起"。

新辅助放疗已在直肠癌治疗中显现出不容忽视的优势，很多中低位直肠癌患者经术前放疗后，可以达到保留肛门效果，提高了患者生活质量。除此以外，由于放射线治疗会降低肿瘤细胞活性，可能减少手术操作导致肿瘤细胞种植、转移机会。

新辅助化疗，即在手术前进行化疗，可以使许多乳腺癌患者接受保乳手术，而不是进行全乳房切除术。

关于恶性肿瘤手术疗法，还有下面一些进展值得铭记。

☑ 手术疗法曾一直强调根治性手术的重要性和必要性，到了 1971 年，却拐了个小弯，创伤更小乳房切除术被用于早期乳腺癌。那时候，虽然乳腺癌根治手术已被常规用于治疗乳腺癌，但是创伤更小乳房切除术（仅取出乳房组织，而不是像根治术那样取出乳房、胸壁肌肉和腋下淋巴结）被证实对早期乳腺癌患者同样有效。该手术减轻了手术后疼痛并加速了患者康复，并为未来保留乳房手术铺平了道路。

☑ 到了 1990 年，腔镜微创手术开始代替一些传统开放手术，被用于肾癌、胃癌、结肠直肠癌、肺癌、食管癌等多种癌症治疗中。与开放手术相比，这种微创手术具有手术时间短，术中出血量少，术后疼痛轻等优点，患者恢复得更快，体验更少痛苦，并且不会牺牲手术有效性。

一句话，手术疗法是对抗癌症战场上最早绽放的花朵，经历 100 多年时光洗礼，焕发出了新活力。

重点提示

❶ 大多数恶性实体肿瘤可以采用手术疗法，尤其是早期、中期，没有发生局部和远处转移，瘤体较小者，手术效果比较理想。

❶ 目前临床上最常用手术方式是原发病灶"根治性"切除术加淋巴

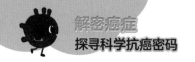

结清扫术。

❗ 失去根治性手术时机的患者，仍有许多治疗手段可供选择：姑息性手术、化疗、放疗、靶向治疗、免疫生物治疗、术前新辅助疗法等。

（二）化疗，为什么可以治疗癌症

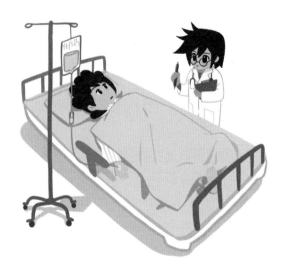

化疗，是化学抗癌药物治疗的简称，即通过使用化学治疗药物杀灭癌细胞来达到治疗癌症目的。化疗作为治疗癌症最有效手段之一，与手术、放疗一起被称为癌症三大传统治疗手段。

手术和放疗属于局部治疗，适用于存在局部肿瘤病灶患者，但对于有潜在转移病灶（癌细胞虽已经发生转移，但采用现有临床技术手段还不能发现和检测到）和已经发生广泛临床转移的癌症就难以达到较好的治疗效果了。

而化疗是一种全身治疗手段，无论采用什么途径给药（口服、静脉和体腔给药等），化疗药物都会随着血液循环分布到全身绝大部分器官和组织。因此，对一些有全身转移倾向的癌症，以及已经发生转移的中期、晚期恶性肿瘤，化疗是主要治疗手段。

1. 化疗，奇迹创造者

化疗是奇迹创造者，它所创造的奇迹最早要追溯到 1947 年，波士顿儿童医院医生 Sidney Farber 使用氨基蝶呤治疗一名 4 岁女孩实现了小儿白血病第一次部分缓解，虽然后来证实该患儿病情只是得到了暂时缓解。说这是一个奇迹，是因为在此之前，急性白血病儿童通常在被诊断几周内就很快死亡。这一开创性发现为将化疗用于白血病治疗铺平了道路。

随后在 1958 年，美国科学家开创性使用联合化疗，即多种化疗药物同时使用，可以使儿童和成人急性白血病得到缓解。这一发现为目前临床上所采用的化疗方案奠定了理论基础，通过调整药物组合、剂量和给药时间，可以最大限度地提高疗效，同时将副作用降至最低。经过 70 多年对化疗方案不断改进和优化，时至今日，许多类型白血病 5 年生存率超过了70%，某些类型白血病 5 年生存率可达到 90%。

什么是 5 年生存率？5 年生存率不是意味着患者只能活 5 年，而是指癌症经过治疗后，生存 5 年以上患者所占比例。5 年生存率既是一个预测性指标，也是一个评估性指标，如果患者能存活 5 年以上，即认为癌症已接近治愈。

要解释清楚这个问题，得从癌症本身讲起。癌症不同于其他良性疾病，例如骨折或者皮肤组织外伤等，治好了就不会复发，癌症经治疗后，即便是实现了临床上完全缓解（complete response，CR），也可能发生复发和转移，导致死亡，所以癌症没有"被完全治愈"这一说法。

经过大量临床观察发现：癌症转移和复发大多发生在治疗后 3 年之内，约占 80%；少部分发生在治疗后 3 到 5 年之内，约占 10%；治疗后若 5 年内不复发，再次复发机会就很低了，仅有约 10% 比例会复发，意味着已接近治愈，所以 5 年生存率是评估治疗效果和判断患者预后最重要的指标。同时也提示癌症患者在治疗后，特别是治疗后 5 年内，需要定期复查和随访。

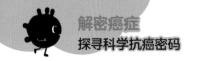

在不少电影或电视剧中，常常有男主角或女主角因为得白血病而去世的情节。但是，时至今日，白血病早已不等同于绝症，前面已提到，某些类型白血病 5 年生存率可达 90%。其实，除白血病外，许多类型癌症 3 年生存率和 5 年生存率都得到了很大提高。当然了，不能只将这些成绩归功于化疗，这是手术、化疗、放疗、靶向治疗、免疫生物治疗等抗癌研究领域携手共进，对癌症进行综合治疗后所创造的奇迹。

手术疗法可分为根治性手术、姑息性手术等，同样地，从治疗理念上来讲，化疗这个大家庭里也有不同成员。

* 根治性化疗，誓将癌细胞"赶尽杀绝"

白血病、淋巴瘤、绒毛膜上皮癌及生殖细胞癌等对化疗药物很敏感，通过单纯化疗就有可能实现完全缓解。这种化疗以治愈癌症为目的，称为根治性化疗。

为了尽可能彻底地消灭癌细胞，根治性化疗需要按规程给予足够剂量化疗药物，并且应使用足够疗程。

* 姑息性化疗，减轻痛苦、延长寿命

对于许多晚期癌症患者，以目前医学技术无法实现完全缓解，在这种情况下，化疗目的主要是控制癌症发展以延长患者生命，或者通过化疗缓解症状、提高生存质量，故称为姑息性化疗。

* 术后辅助化疗，杀灭残余癌细胞

虽然在许多实体性肿瘤治疗中，根治性手术结合淋巴结清扫是主要治疗手段，但通过血液循环、淋巴循环潜伏在身体某个角落的癌细胞，因为还没长到一定大小，即使是通过 CT 等检查也无法发现它们，只有通过术后化疗杀灭这些残余癌细胞，以达到预防癌症复发和转移目的。

* 新辅助化疗（术前化疗），为手术做准备

正如前面在手术疗法中讲述，新辅助化疗即术前化疗，可以使肿瘤病灶缩小，降低手术难度，或者使原本失去手术机会的肿瘤缩小，从而再次

获得手术机会。

* 腔内化疗，一种局部化疗

大家知道，常规化疗是全身性化疗，主要采用静脉注射或口服方式给药，药物通过血液循环可分布到全身每个角落。除了全身化疗外，在某些患者会采用体腔内给药，如腹腔和胸腔内给药，使化疗药在体腔内局部达到较高浓度，从而更好地杀死局部癌细胞。腔内化疗主要用于出现癌性胸腹腔积液患者，例如肺癌胸膜转移，胃癌腹膜转移，结直肠癌、卵巢癌腹腔转移等，特别是用于经全身性化疗治疗无效、顽固性积液患者，常常会取得不错的疗效。

* 动脉灌注化疗或动脉栓塞化疗，将化疗药/栓塞剂直接导入肿瘤供血靶动脉

除腔内化疗外，还有一种办法可将化疗药/栓塞剂直接导入肿瘤供血靶动脉，实现对肿瘤近距离直接作用，即动脉灌注化疗或动脉栓塞化疗。动脉灌注化疗或动脉栓塞化疗通常是指采用 seldinger 技术经皮经股动脉穿刺插管，通过数字减影血管造影机（DSA）透视引导下，将导管送至肿瘤供养动脉，然后把抗癌药/栓塞剂直接注入肿瘤供血靶动脉。

这种疗法主要有两大优势：一方面将高浓度化疗药物直接作用于局部，发挥最大抗肿瘤作用，对全身毒副作用相对较小，使绝大部分患者能接受这种治疗；另一方面，通过栓塞剂将肿瘤供血血管阻塞，使肿瘤失去血供，"饿死"癌细胞。特别是经导管肝动脉灌注化疗/经导管肝动脉栓塞化疗，已广泛用于无法切除的原发性或继发性肝癌患者以及姑息性切除术后的肝癌患者，达到缓解症状和延长生命目的。

2. 化疗，是洪水猛兽还是英雄迟暮

长期以来，大家对于手术疗法没有什么异议，认为将肿瘤"一切了之"是在情理之中，但对于化疗，争议从来没有停歇过。

"化疗让人死得更快"，这是一种流传很广的说法。

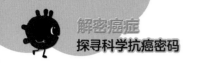
"传统化疗药已经过时了"，许多人觉得价格昂贵的药物效果一定更好，所以分子靶向药物和免疫治疗药物效果肯定比传统化疗药物更好。

需要解释一下，传统化疗药物大都是细胞毒性药物，主要针对癌细胞生长增殖快的特点去毒杀癌细胞。它们其实没有办法精准地区分癌细胞和正常细胞，"杀敌一千，自损八百"是常常发生的事情，在杀灭癌细胞的同时，也会杀死体内处于快速生长增殖期的正常细胞。这就是为什么化疗会导致脱发、恶心呕吐等"著名"副作用，还会导致白细胞减少、贫血等大家不太熟悉的副作用，因为毛囊细胞、肠道上皮细胞和血细胞都属于快速增殖细胞，也会被化疗药物"追杀"。

例如氮芥，它是第一种被批准用于癌症治疗的化疗药物，1949 年被美国食品药品管理局（FDA）批准用于治疗霍奇金淋巴瘤。

氮芥是什么？这最早要追溯到第一次世界大战期间，同盟国和协约国两方军队互相发射了一种装填了油状物质的炮弹，这种油状物质就是臭名昭著的芥子气。医生们观察到一个现象，接触过芥子气受伤的士兵体内白细胞数会突然下降，于是一些非常富有创新精神的科学家提出了一个大胆设想：既然芥子气可以降低白细胞数量，那么可不可以用它来抑制白血病或淋巴癌患者体内疯长的白细胞。科学家们通过对其化学结构进行改造，得到了氮芥类抗肿瘤药，成功应用于淋巴瘤治疗。

氮芥类抗肿瘤药是一类高度活泼化合物，进入体内后，通过分子内成环作用，发生烷化作用，简单来讲就是通过影响细胞内蛋白质和核酸功能，导致细胞死亡。目前氮芥已经不再作为常用抗癌药物，同系列化合物环磷酰胺等其他烷化剂更多地在临床上使用。尽管如此，对氮芥研究还是开启了用毒性物质治疗癌症的新时代，从芥子气到抗癌药，堪称药学版"铸剑为犁"。

由此可见，许多传统化疗药物其实就是毒药。比如砒霜，臭名昭著的古代毒药，无数次地出现在历史故事或影视作品中，化学成分是三氧化二砷，它已经被美国 FDA 批准用于治疗白血病，并且效果不错。

有点儿不可思议，2020 年 9 月 6 日上午 11：00，书稿刚刚写到三氧化二砷，恰逢我国第一个民间科学大奖即"未来科学大奖"2020 年度获奖名单揭晓。2020 年度"未来科学大奖"三大奖项之一"生命科学奖"颁发给张亭栋和王振义两位科学家，以表彰他们分别发现了三氧化二砷和全反式维甲酸对急性早幼粒细胞白血病的治疗作用。急性早幼粒细胞白血病曾经是最凶险和致命白血病之一，正是因为张亭栋和王振义的开创性工作，急性早幼粒细胞白血病5年生存率从20%跃升至90%以上，接近被治愈了。

作为对抗癌细胞重要武器，目前传统细胞毒性类化学药物仍然为化疗主流用药，大量临床实践和研究证实，相比不化疗患者，传统化疗可以显著延长一部分患者寿命。

当然，传统化疗药物的副作用也不少。疗效和伤害，如何取舍，需要结合癌症患者具体情况具体分析，既不可一味地将化疗妖魔化，盲目相信网上流传说法，也要重视化疗毒副作用对患者耐受力和生存质量等影响。

3. 小分子靶向药物，让化学疗法再创辉煌

化学抗癌药物经过半个多世纪发展，已经进入小分子靶向治疗药物时代。从广义上来讲，小分子靶向药物仍属于化学抗肿瘤药物范畴，作为化学疗法最新进展，近年来在癌症治疗中大放异彩，为癌症患者带来了新希望。它们在临床上的应用日益增多，在一些类型肿瘤治疗中已经进入一线治疗方案，比如肾癌、慢性粒细胞性白血病、多发性骨髓瘤等。

在小分子靶向药物不断壮大的队伍中，必须要说说甲磺酸伊马替尼，因为2001年伊马替尼上市，标志着小分子靶向抗癌药物成功地从实验室走上了临床抗癌前线，化学疗法再次创造辉煌。

伊马替尼用于治疗慢性髓性白血病（CML）急变期、加速期或α-干扰素治疗失败后慢性期患者，也可用于治疗不能切除或发生转移恶性胃肠道间质肿瘤成人患者。它通过靶向费城染色体阳性癌细胞中特定蛋白来发挥对癌细胞的杀灭作用，因为其在临床上的成功应用，慢性髓性白血病患者5年存活率从30%上升到90%，而且随着对这些患者随访时间延长，显示寿命与健康人没什么差异了。

什么是费城染色体？它为什么是伊马替尼杀灭癌细胞的靶子？

费城染色体指22号染色体长臂与9号染色体发生易位所形成的染色体，1960年由Nowell及Hungerford在美国费城从慢性髓性白血病患者血液中发现，故命名为费城染色体。

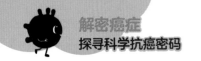
在梨树上嫁接苹果树枝，可培育梨苹果。但是染色体易位的结果可没有那么好，易位使 9 号染色体长臂上原癌基因 *Abl* 和 22 号染色体上 *Bcr* 基因融合，细胞产生具有酪氨酸激酶活性 *Abl-Bcr* 蛋白激酶，使细胞在没有生长因子情况下启动增殖，变成能够不断分裂增殖癌细胞，这是慢性髓性白血病发病原因，大约 95% 慢性髓性白血病患者费城染色体呈阳性。

由此可见，*Abl-Bcr* 蛋白激酶是癌细胞不断增殖的关键。正所谓"打蛇打七寸"，伊马替尼恰好是 *Abl-Bcr* 蛋白激酶抑制剂，因此能选择性抑制 *Abl-Bcr* 阳性癌细胞增殖并诱导其死亡，而正常细胞没有费城染色体，不会被药物攻击。

由此可见，小分子靶向药物虽然也属于化疗药物，但与传统化疗药物在抗癌机制上不同：传统化疗药物主要利用癌细胞快速增殖特性对癌细胞进行杀灭，在杀灭肿瘤细胞同时也会殃及其他快速增殖正常细胞；而小分子靶向药物是从癌细胞突变基因下手，它们通常是细胞信号通路抑制剂，能够特异性阻断癌细胞生长、增殖关键信号传导通路，从而杀死癌细胞。

其实，在癌症分子靶向治疗领域，除了小分子药物外，还有抗体药物，即利用单克隆抗体能够特异性结合抗原特点，来阻断癌细胞关键生长信号通路，达到治疗癌症目的。

重点提示

❗ 癌症本质上是一种全身性疾病，而化疗作为一种全身性治疗，对一些有全身转移倾向癌症，以及已经发生转移中晚期恶性肿瘤，化疗是主要治疗手段。

❗ 传统化疗药物有一定疗效，许多患者接受化疗药物治疗后，能够降低癌症复发机会，延长生存期，但其副作用也不小。既不可将化疗妖魔化，也要重视化疗毒副作用对患者耐受力和生存质量等影响。

❗ 随着分子、基因、蛋白等方面研究不断进步，寻找更精确的治疗靶点，更好地筛选有效患者，进行个体化精准治疗，将有助于提高化疗疗效，降低毒副作用。

（三）放疗，从粗放到精准进化史

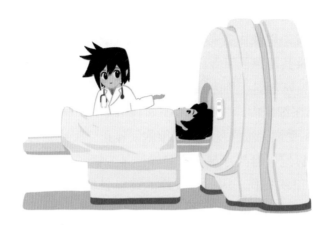

放射治疗，简称放疗，是癌症治疗主要手段之一。

放疗在临床上被用于癌症治疗最早要追溯到 1903 年，那是在居里夫人发现放射性元素镭 5 年后，俄罗斯医生们首次使用这种放射性元素成功治疗了两名皮肤癌患者。在随后的几十年中，放疗被广泛用于治疗各种癌症。当然，在杀死癌细胞同时，难免会对正常组织造成损伤。100 多年来，放疗经历了曲折而艰辛发展历程后，在技术上突飞猛进，疗效明显提高，对正常组织损害显著降低，现代放疗再次绽放出新活力，已成为癌症治疗不可或缺的主要手段之一。

1. 放疗如何杀灭癌细胞

大家对于手术疗法和化疗比较熟悉，但对于放疗一般知之甚少，一提到放疗，很多人会想到放射线损伤，例如皮肤被烤焦……

什么是放疗？放疗为什么能够用于癌症治疗？现代放疗技术到底已进展到什么程度？

要解释清楚什么是放疗，先举个简单例子：放疗就是用物理射线照射肿块，利用电离辐射生物效应来杀灭癌细胞，有点儿像用高压水枪冲洗车上的泥块，而物理射线强度及作用范围可以像手电筒光一样调节其亮度和范围，这就是放疗杀灭癌细胞的基本原理。

放疗本质上是一种局部治疗方法。临床常用放射线包括由放射性同位素产生的 γ 射线，以及由各类 X 射线治疗机或加速器产生的 X 射线、电子线、质子束及其他粒子束等。放疗之所以能发挥抗癌作用，是因为放射线承载着一种特殊能量，称为辐射。放射线电离辐射既可以直接破坏细胞 DNA，也可以在细胞内产生带电基团如自由基等，间接破坏细胞 DNA，当癌细胞 DNA 受损无法修复时，癌细胞便停止分裂或死亡。

放疗疗效肯定，但放疗与化疗一样，是一柄"双刃剑"，可能会导致肿瘤周围正常组织损伤。因此，放疗的终极目标是在充分给予放疗靶区（肿瘤照射范围）剂量同时，尽量降低周围正常组织剂量，就是既要打得准（不遗漏肿瘤，尽量少照射正常组织），又要打得狠（足够放疗剂量）。

近年来，放疗设备和技术取得了巨大进步，让我们离这一终极目标更近了一些。

例如，在 CT 影像技术和计算机技术发展的帮助下，放疗技术已由二维放疗发展到三维放疗、四维放疗，放疗剂量分配也由点剂量发展到体积剂量分配，以及体积剂量分配中的剂量调强。现在主流放疗技术包括立体定向放射外科（SRS）和立体定向放射治疗（SRT）。SRS 包括 X 刀、伽玛刀和射波刀等，而 SRT 则包括三维适形放疗（3DCRT）、三维适形调强放疗（IMRT）。与传统放疗比较，SRS 和 SRT 定位精度更高、靶区之外剂量衰减更快，简而言之，它们体现了现代放疗"高精度、高剂量、高疗效、低损伤"特点和方向。

SRS 和 SRT 对于普通人来说太过于神秘，大家心中必然会浮现出许多疑问：常常听说 X 刀、伽玛刀，难道它们真像手术刀那样是一把刀吗？究竟什么是 SRS 与 SRT？两者的区别是什么？

SRS 是以立体定位框架、准直仪及放射源为基础，在 CT/MRI 等影像辅助下，将高能放射线，例如 X 射线束和 γ 射线束，聚焦于某一局限性靶组织进行照射，从而达到类似于外科手术切除或毁损肿瘤组织效果，也就是说，SRS 使用了外科手术"一切了之"概念，通常为单次照射损毁肿瘤组织，犹如一把无形手术刀，因此被称为 X 刀、伽玛刀。

而 SRT 是在 SRS 基础上发展起来的新型放疗技术，SRT 借鉴了放疗策略，对肿瘤病灶进行分次小剂量多次照射，更适用于肿瘤体积相对较大时。

在日新月异的放疗技术中，要隆重介绍质子重离子治疗。什么是质子重离子治疗？它为什么能够创造奇迹？

目前在临床放射治疗中常常使用 X 射线束和 γ 射线束，它们其实是光子束。光子是几乎没有质量的粒子，它们会一直穿过身体，包括健康组织。利用 X 射线束和 γ 射线束来杀死癌细胞，虽然在影像技术和计算机技术辅助下，可以实现精准定位，但是在辐射剂量分布上，却有着一个比较难以克服的弱点：光子束以直线方式穿过身体，在刚射入身体时能量最大，穿过身体过程中能量不断衰减，在肿瘤病灶前后都会形成辐射区域，不可避免会对正常组织造成损害。

而质子重离子放疗，是利用加速器促使质子或者碳离子高速运动来形成离子射线。由于质子和碳离子是相对较重的粒子，它们会在击中目标时停止。因此，质子重离子射线在到达肿瘤病灶前，能量释放不多，但到病灶后，会瞬间释放大量能量，形成名为"布拉格峰"能量释放轨迹。简而言之，质子重离子放疗可以在肿瘤局部进行"立体定向爆破"，能够把原先"伤敌一千，自损八百"降低到自损三百、二百、一百，甚至更低。

对于质子重离子治疗，用一句话来总结就是：安全、副作用小、疗效肯定。而质子治疗系统是目前世界上最昂贵的超大型尖端医疗设备。由于碳离子质量是质子质量的 12 倍，在加速器加速过程中，推动碳离子要比质子难度更大一些，因此质子放疗设备占地面积与篮球场差不多，而碳离子放疗设备占地还要更大一些。

质子重离子治疗已在儿童癌症治疗中显示出无与伦比的优势。儿童生长发育快，身体对放射线所导致的副作用更为敏感，随着儿童癌症患者存活率不断上升，医学界越来越关注患癌儿童未来生活品质。由于质子重离子治疗具备散射剂量小这一突出优势，应该是未来癌症患儿放射治疗的必然趋势，它与传统放疗比较，具有以下几个优势。

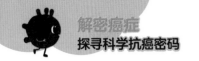

☑ 降低放疗早期反应（急性反应）。越来越多研究证明，质子重离子治疗有利于降低早期（90天内）不良反应。

☑ 降低第二原发癌症发生风险。电离辐射"治癌"也"致癌"，接受放射治疗后患第二原发癌症风险会增加。对于儿童癌症患者，要考虑尽量减少第二原发癌症风险，质子重离子治疗可有效降低这一风险。

☑ 有效降低对生长发育影响。干扰生长是伴随癌症患儿放射治疗的另外一个晚期并发症，质子重离子治疗对儿童生长发育影响显著低于传统放疗。

☑ 降低神经认知毒性。大量研究文献证明，接受全脑放射治疗后儿童智力和认知能力下降明显，通常需要安排特殊教育项目和其他治疗，而质子重离子治疗相较于传统放疗对神经认知毒性较低。

2. 这些癌症可以选择放疗

放疗由于其特殊性而不被普通人了解，许多人对它的认识还停留在过去对传统放疗认识基础上。事实上，放疗在很多类型癌症治疗中早已不再是配角，半数以上癌症患者在治疗过程中需要采用放疗，而且有不少癌症可以通过放疗进行根治。比如鼻咽癌治疗方案首选放疗，采用放疗新技术以后，鼻咽癌五年存活率可以达到 80%～90%，疗效提高的同时各种放疗副作用也在减轻。

显而易见，放疗疗效取决于癌细胞对放射线的敏感性，癌细胞对放射线愈敏感，放疗疗效愈好。癌细胞对放射线敏感性与下面这些因素有关。

☑ 放射敏感性与癌细胞增殖周期和病理分级有关，即增殖活跃细胞比增殖不活跃细胞敏感，而细胞分化程度越高对放射敏感性越低，反之愈高。

☑ 癌细胞氧含量也直接影响放射敏感性。例如早期肿瘤体积小，肿瘤血供好，乏氧细胞少，此时疗效好；晚期肿瘤体积大，瘤内血供差，甚至中心有坏死，则对放射线敏感性低；另外，若肿瘤局部合并感染，会导致肿瘤血供差（乏氧细胞增多），放射敏感性下降。因此，保持照射部位清洁，预防感染、坏死，是提高放疗敏感性重要条件。

临床上根据肿瘤对不同剂量射线敏感程度，将肿瘤分为以下几种。

☑ 放射高度敏感肿瘤，淋巴类肿瘤、精原细胞瘤、肾母细胞瘤等。
☑ 放射中度敏感肿瘤，大多数鳞癌、脑瘤、乳腺癌等。
☑ 放射低度敏感肿瘤，大多数腺癌。
☑ 放射不敏感肿瘤，纤维肉瘤、骨肉瘤、黑色素瘤等，但由于放疗敏感性还受细胞分化程度影响，因此其中一些低（差）分化肿瘤如骨网状细胞肉瘤、尤因肉瘤等，仍可考虑放疗。

放疗在临床上主要有以下几方面应用。

☑ 根治性放疗，指应用放疗方法全部而永久地消灭癌症原发和转移病灶。对放射线高度敏感及中度敏感肿瘤可以用放疗根治，而且在这类肿瘤综合治疗方案中，放疗也起到主要作用。例如鼻咽癌，由于解剖位置特殊手术困难，加之对放疗比较敏感，根治性放疗就是鼻咽癌首选治疗手段。
☑ 辅助放疗，指放疗作为综合治疗一部分，在手术或化疗前后，放疗可以缩小肿瘤病灶或消除潜在局部转移病灶，提高治愈率，减少复发和转移。例如局部晚期直肠癌，乳腺癌等，若术后有较高复发风险，则需要加放疗进一步减少复发，而有时候会选择在术前做放疗，以利于下一步进行手术切除。

☑ 姑息放疗，是指应用放疗治疗晚期癌症复发和转移病灶，以改善症状、提高患者生活质量。有时也将姑息性放疗称为减症放疗，用于下列情况：①缓解疼痛，如癌症骨转移及软组织浸润等所导致的剧烈疼痛；②缓解压迫症状，如癌肿造成消化道、呼吸道、泌尿系统等梗阻，以及脑占位病变所致脑神经症状、颅内压增高症等；③止血，如肺癌导致咯血等；④控制溃疡性癌灶，如皮肤癌、口腔癌、阴茎癌、乳腺癌等常伴有组织大面积溃疡，放疗可使病灶缩小并促进其愈合；⑤改善患者生活质量。

讲了这么多放疗知识和进展，需要说明一点，这只是一本癌症科普书籍，其目的是让大家对癌症相关知识有一定了解，知道我们手中还有现代放疗技术这一有力武器，能够让患者获得更高的生存率和生活质量，但是对放疗也要客观认识，即便是质子重离子疗法，也不能盲目地认为其是包治百病的癌症克星。

癌症治疗需要多学科综合治疗，如果有一天与癌症狭路相逢，需要临床专科医生根据患者具体情况，制订最适合的治疗方案，才能达到良好的治疗效果。

重点提示

❶ 放射治疗是一种利用放射线治疗癌症的方法，通过放射线电离辐射作用，直接或间接破坏细胞 DNA，从而杀死癌细胞。

❶ 现在主流放疗技术包括立体定向放射外科（SRS）和立体定向放射治疗（SRT），它们体现了现代放疗"高精度、高剂量、高疗效、低损伤"特点和方向。

❶ 现代放疗在很多癌症治疗中早已不是配角，许多癌症患者在治疗过程中需要采用放疗，而且有不少癌症可以采用放疗进行根治。

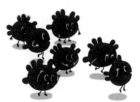

（四）免疫生物疗法，梦想照进现实

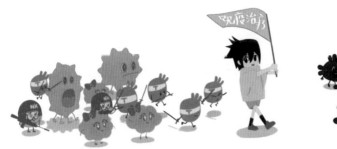

免疫生物疗法，简单来讲就是调动机体自身免疫功能对癌细胞进行杀灭或抑制其增殖，从而治疗癌症。

免疫生物疗法与癌症传统治疗方法，即手术疗法、化学疗法和放射疗法所采用抗癌思路完全不同。

传统疗法聚焦癌细胞，想尽各种办法，通过手术切除、化疗药物毒杀、放射线电离辐射照射，力争要将癌细胞从身体里"赶尽杀绝"；而免疫生物治疗则把关注点从癌细胞转移到机体免疫系统，目标是人体自身免疫系统，用各种方法激发机体免疫功能来抑制和杀灭癌细胞。

利用机体自身免疫功能来治疗癌症，这是梦想，还是现实？

1. 利用免疫功能来治疗癌症，靠谱吗

免疫是人体最好的医生，免疫系统具有免疫防御、免疫自稳和免疫监视功能。其中免疫监视功能可及时清除机体里随时出现的癌细胞，从而抑制癌症发生发展，而癌细胞也会不断进化出各种机制逃避免疫监视和攻击，免疫与癌细胞之战是一场没有硝烟、直到生命终点才会结束的战斗。

当免疫系统打了败仗，癌细胞获得免疫逃逸技能"通关"成功，逃过了免疫系统攻击，就可以在体内大肆生长，侵犯正常组织和器官，最终可散布全身，导致各种临床症状。

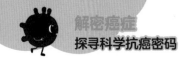
对于癌症患者来讲，自身免疫系统在癌细胞面前已完全败下阵来，对迅速生长、四处扩张的癌细胞无能为力。但是，目前已找到许多办法让免疫系统重新"满血复活"，让他们重新投入与癌细胞战斗，从而实现治疗癌症目的，这就是免疫生物疗法基本原理。

利用自身免疫功能治疗癌症最早可追溯到 100 多年前。

1868 年，一位叫 Wilhelm Busch 的医生首次报道，使用丹毒感染癌症患者后肿瘤显著缩小。丹毒其实是一种累及真皮浅层淋巴管的感染，主要致病菌为 A 组 β 溶血性链球菌。

1891 年，美国纽约纪念医院骨科医师 William Coley 通过肿瘤局部注射细菌方法来治疗癌症，创立了"科利毒素"疗法，他推测细菌抗原激发了机体免疫反应，而这一免疫反应使得患者免疫系统去主动攻击癌细胞。他将这一疗法系统地用于癌症患者治疗中，让不少癌症患者在无药可医的情况下病情得到缓解，甚至是长期缓解。

但是，这种方法疗效并不稳定，而且患者很有可能死于感染，Coley 也无法解释清楚为什么"科利毒素"能够治疗癌症，因此，这种治疗方法，始终得不到医学界认可。特别是随着更加安全有效的放疗和化疗在临床上成功应用，大家普遍认为放化疗才是治疗癌症行之有效的办法，而通过自身免疫功能来治疗癌症，无异于是天方夜谭。William Coley 也从一名开创性免疫学家，一度变成了全世界臭名昭著的庸医。

在任何被人遗忘的角落里都有些开拓者在默默坚守。在医学界，也有许多医生和医学研究者苦苦坚持着在肿瘤免疫学领域耕耘，在他们的不懈努力下，20 世纪 80 年代这一领域终于获得了突破性进展，再经过 20 多年的蓄势待发，终于在 2010 年前后迎来了癌症免疫生物治疗百花绽放的春天。

William Coley 终其一生都在寻找免疫疗法能够用于癌症治疗的证据，终于在一个世纪之后得到了证实和支持，为了纪念这位癌症免疫治疗先驱，这一领域的荣誉奖项被命名为"威廉·科利奖"，授予在基础免疫学和肿瘤免疫学领域作出重大贡献的杰出科学家。

癌症免疫生物治疗经历了 100 多年的风云征程，从被质疑、被否定，到 2013 年《科学》(Science) 期刊将其列为十大科学突破之首，免疫生物治疗已成为继手术、化疗、放疗、靶向治疗后新一代癌症治疗手段。从免疫检查点抑制剂到 CAR-T 细胞疗法，再到癌症疫苗，肿瘤免疫学进展正在改变许多类型癌症治疗临床指南，也在重新书写癌症药物开发模式，大量在研新品种和公司正在以史无前例数量进入肿瘤免疫治疗领域。

所以，利用免疫功能来治疗癌症，不再是天方夜谭，它已成为科学家和医生手中对付癌症的利器，给许多癌症患者带来希望。

2. 癌症免疫治疗现状

截至 2017 年 9 月，已有 26 种免疫疗法获得美国 FDA 批准用于临床。根据作用机制，这些癌症免疫治疗品种分为 6 类：①靶向 T 细胞免疫调节剂，作用于 T 细胞膜上抑制分子或激活分子（例如靶向 CTLA-4、PD-1、CD40 和 GITR 品种）；②其他免疫调节剂，作用于其他免疫细胞或肿瘤免疫微环境以释放抗肿瘤免疫力；③肿瘤疫苗（例如 sipuleucel-T）；④通过基因工程改造免疫细胞，来直接攻击癌细胞的细胞疗法（例如针对 CD19分子 CAR-T 细胞疗法）；⑤依赖于直接杀死肿瘤和激活抗肿瘤免疫功能的溶瘤病毒（例如 T-VEC）；⑥靶向 CD3 双特异性抗体，可以将 T 细胞靶向到肿瘤细胞，对肿瘤细胞进行直接杀伤（例如 blinatumomab）。

除了获批品种，也有大量癌症免疫治疗品种处于临床研究和临床前研究阶段，截至 2017 年 9 月，有 900 多个品种处于临床研究阶段，1 000 多个品种处于临床前研究阶段，还有几千项在研临床试验正在评估这些免疫疗法的有效性和安全性，参与临床实验患者达几十万人，表明我们正在进入一个癌症免疫治疗快速扩张新时代。

癌症免疫治疗领域研究新成果层出不穷，研究结果和结论复杂多样，作为普通民众，不可能深入理解癌症免疫治疗，但对于目前主流免疫治疗有点粗浅认识，将大有裨益。

* 免疫检查点抑制剂，把 T 细胞解放出来

T 细胞是免疫系统抗击癌细胞的主力和骨干，它被肿瘤抗原激活分化为效应 T 细胞后，就可以对癌细胞大开杀戒。要解释清楚免疫检查点抑制

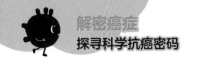

剂治疗癌症机制，需要先解释一下 T 细胞活化训练过程：

可以把 T 细胞比喻为一辆车，T 细胞活化相当于要让这辆车发动、逐渐加速、高速运转起来。车有油门也有刹车，同理，T 细胞活化也有油门和刹车，也就是其活化过程受 T 细胞膜上激活性受体（油门）和抑制性受体（刹车）调控，抑制性受体又被称为免疫检查点。刹车本是为了防止 T 细胞过度活化，对自身组织细胞造成损伤，但癌细胞太狡猾，会利用刹车系统抑制 T 细胞活化，从而逃避免疫攻击。

所以，如果能够把刹车松掉，就可以把 T 细胞解放出来，让他们放手去杀癌细胞，这就是免疫检测点抑制剂治疗癌症的核心机制。

第一个被成功用于临床的免疫检查点是 CTLA-4 分子，由美国学者 James Allison 发现并花了 10 年左右的时间证实其功能。2011 年，针对 CTLA-4 单克隆抗体 Ipilimumab 即伊匹单抗，被美国 FDA 批准用于治疗不能接受手术治疗或转移性黑色素瘤。它的基本原理是通过与 CTLA-4 结合，解除 CTLA-4 分子对 T 细胞抑制作用，从而刺激免疫系统攻击癌细胞。

第二个被发现并成功用于临床癌症治疗免疫检查点分子是 PD-1/PD-L1，PD-1 首先被日本学者 Tasuku Honjo 发现，而 PD-L1 被美籍华人学者陈列平发现。从 2014 年至 2018 年短短几年间，美国 FDA 批准了 6 种针对 PD-1/PD-L1 刹车系统抗体药物用于癌症治疗，多款针对 PD-1 国产抗体药物也已获批上市。

这些抗体药物堪称明星抗癌药，它们具有广谱抗癌活性，可用于多种不同类型癌症治疗。这些药物还获得了与化疗药物或抗血管生成药物联合使用批准，开启了癌症免疫生物治疗领域新时代。

2018 年诺贝尔生理学或医学奖授予 James Allison 和 Tasuku Honjo，以表彰他们在癌症免疫治疗领域所作出的贡献。

＊嵌合抗原受体 T 细胞（CAR-T），改造 T 细胞以杀死癌细胞

除免疫检查点抑制剂外，癌症免疫治疗另一个突破性进展是过继免疫细胞疗法。从淋巴因子激活杀伤细胞（LAK），到肿瘤浸润性淋巴细胞（TIL），再到细胞因子激活杀伤细胞（CIK），目前癌症过继免疫细胞治疗领域杰出代表是 CAR-T 疗法。

CAR-T 疗法即嵌合抗原受体 T 细胞免疫疗法，英文全称 chimeric antigen receptor T-cell immunotherapy。其基本原理如下：从癌症患者外周血中分离获得 T 细胞，通过基因工程技术，让 T 细胞膜上表达能识别癌细胞而且能激活 T 细胞的嵌合抗原受体（chimeric antigen receptor，CAR），这相当于给 T 细胞装上了 GPS 定位导航装置，将一个个普通 T 细胞改造成"超级杀手"；将 CAR-T 细胞在体外大量扩增至几千万甚至几亿个后，通过静脉回输到患者体内，他们利用"定位导航装置"CAR，识别体内癌细胞，并大量释放多种效应因子，高效地杀灭癌细胞，从而达到治疗癌症目的。

2017 年 8 月 30 日，美国食品药品管理局（FDA）批准了首个 CAR-T 免疫治疗产品 Kymriah（tisagenlecleucel），主要用于治疗 3 ~ 25 岁复发或难治性急性淋巴细胞白血病患者。在向美国 FDA 提交的涉及 63 名患者研究数据表明，这些人在 2015 年 4 月至 2016 年 8 月期间接受了该项治疗，其中 52 人（82.5%）病情好转，对于复发或难治性急性淋巴细胞白血病患者来说，82.5% 是极高治疗有效率。2018 年 5 月 2 日，美国 FDA 将 Kymriah 适应证扩大至复发 / 难治性大 B 细胞淋巴瘤患者。

2017 年 10 月 18 日，美国 FDA 宣布批准了第二款 CAR-T 免疫治疗产品 Yescarta（axicabtagene ciloleucel）上市，用于治疗复发 / 难治性大 B 细胞淋巴瘤的成人患者。

2020 年 7 月 24 日，第三款 CAR-T 细胞疗法 Tecartus（brexucabtagene autoleucel）被批准用于治疗 B 细胞非霍奇金淋巴瘤中罕见复发 / 难治性套细胞淋巴瘤（MCL）成人患者。

2021 年 2 月 5 日，第四款 CAR-T 细胞疗法 Breyanzi（lisocabtagene maraleucel，liso-cel）被批准用于治疗复发性或难治性大 B 细胞淋巴瘤成人患者。

CD19 分子是目前 CAR-T 疗法中主要靶点，以上这些 CAR-T 疗法所带"定位导航装置"CAR 都是针对 CD19 分子。由于 CD19 分子主要表达在 B 细胞上，所以以上获批上市 CAR-T 疗法可以精准定位 B 细胞来源恶性细胞，对它们进行杀灭。

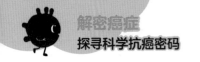
小女孩 Emily 是这一疗法获益者。2012 年，年仅 6 岁小女孩 Emily 身患难治性急性淋巴细胞白血病，且两次复发生命垂危，当时医生已无计可施。父母不得已选择了宾夕法尼亚大学尚处于在临床试验阶段的 CAR-T 疗法（当时该项目被称为 CART19），成为第一位接受试验性 CART19 疗法的儿童患者。结果令人惊喜，CAR-T 创造了人类历史上的医学奇迹，输注 CAR-T 细胞后，Emily 体内白血病细胞全部消失。CART19 疗法在 Emily 身上所创造的奇迹，重新激励这一几近半途而废研究被持续推进并最终获批上市。至今，9 年时间已然过去，Emily 摆脱了疾病困扰，健康快乐地生活着。

该疗法先驱者 Carl June 教授曾回忆说，"很多次，我几乎就要放弃"。确实，CAR-T 疗法故事与其他科学进步一样，需要倾注吾爱以持之。在一份广为流传、以 Emily 为主题人物的 CAR-T 疗法宣传单上，有句话"NO ONE FIGHTS ALONE"，意思是"没有人是在孤身战斗"，患者、家属、医生、科学家们都在同一战壕里与癌症战斗。

★ 癌症疫苗，精准激发免疫系统小宇宙

疫苗在传染病预防中获得了巨大成功，而且通过接种牛痘疫苗，在全世界范围内消灭了天花这一烈性传染病，因此，采用疫苗这一策略来治疗癌症，一直是肿瘤免疫学家的梦想。但是癌症治疗疫苗研究领域经过百年积淀，屡败屡战，直到最近才获得重要进展。

疫苗之所以能发挥作用，核心机制是用抗原去训练免疫系统，让机体获得杀灭清除这一抗原免疫力。对于传染病疫苗来讲，这一任务相对容易完成，因为抗原就是相应病原体，同一种病原体都长一样，抗原很明确也很好制备。如针对新型冠状病毒疫苗，可以在那么短时间内研制成功并获批上市就是这个原因，即便它们发生了很大变异使原有疫苗失效，根据新变异病毒株重新设计疫苗就可以了。

癌症疫苗设计相对就困难多了，主要难点是很难找到共同肿瘤抗原。因为癌细胞是多阶段基因突变产物，即便都是肺癌，每个肺癌患者体内肺癌细胞所发生基因突变不尽相同，所表达的肿瘤抗原也就不大可能一样。癌症疫苗研究走了很长弯路，根本原因是一直借用传染病疫苗思路来设计

通用癌症疫苗，导致许多癌症疫苗即便进入了三期临床试验阶段最终还是折戟沉沙。

癌症疫苗研究近几年终于出现曙光，其核心原因是转变设计思路，开发基于个性化新抗原癌症疫苗，通俗说法就是采用完全"私人订制"的方法来制备癌症疫苗。

这一新策略首先在黑色素瘤治疗上获得突破，其大致步骤如下：①从患者身上提取肿瘤样本，进行基因组测序，通过与该患者正常细胞进行比较，获取癌细胞所发生的所有基因突变信息；②通过计算机模拟方法，使用算法预测其癌细胞上因为基因突变产生的新抗原，即正常细胞上没有，只有癌细胞才有的抗原，在此基础上进一步筛选出能够有效激发机体免疫系统对癌细胞发起攻击的新抗原；③基于预测，选择能有效激发机体抗肿瘤免疫的特定新抗原作为靶点，设计并制备该患者个性化疫苗，将其注射给患者激发特异性抗肿瘤免疫，患者免疫系统就可以特异性杀灭体内癌细胞。

2017 年《自然》（Nature）期刊上发表了个体化新抗原多肽疫苗 NeoVax I 期临床试验（NCT01970358）研究结果，6 例 III / IV 期黑色素瘤患者接种疫苗后，成功诱导了新抗原特异性 $CD4^+$ T 细胞和 $CD8^+$T 细胞，4 例 III 期疾病患者在疫苗接种后 25 个月时仍然保持无病状态。两例 IV 期患者在最后一次疫苗接种后几个月内出现了疾病复发，随后接受了 PD-1 抗体帕博利珠单抗治疗，这两例患者转移性肿瘤均完全消退，抗肿瘤 T 细胞反应扩大，表明联合治疗具有改善疫苗诱导的 T 细胞响应潜力。

2021 年 3 月 27 日，同一研究团队在《自然·医学》（Nature Medicine）期刊上发表了这一临床实验随访 4 年后最新研究成果：8 名 III B/C 期或 IV M1a/b 黑色素瘤患者在接受编号为 NCT01970358 临床试验 4 年后，体内新抗原特异性 T 细胞反应长期持续存在，并存在新抗原特异性记忆 T 细胞；也就是说患者接受治疗 4 年后这种疫苗引发的免疫反应仍然强大，并能有效地控制癌细胞。

目前针对新抗原癌症疫苗临床试验已超过 30 项，最终目标是为癌症患者诱导出有效、持久的肿瘤特性免疫反应，希望这些突破性事件能激发人们对癌症研究乐观情绪，并积极开发新方法来攻克癌症，让癌症免疫治疗迈向下一个里程碑。

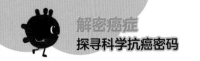

3. 癌症免疫治疗是灵丹妙药吗

很多人会问，癌症免疫治疗是灵丹妙药吗？当然不是！总结起来，免疫治疗目前还存在以下几个问题。

> * 第一个问题是毒副作用，虽然与传统化疗和放疗比较，一般认为免疫治疗毒副作用相对较小，但并不是说它没有毒副作用，而且还可能发生严重甚至致命的毒副作用。

免疫检查点抑制剂的毒副作用可以分为输注反应和免疫相关不良事件（immune-related adverse events，irAE）。与传统化疗药物毒副作用不同，irAE 比较独特，其根本原因是免疫检查点抑制剂将体内 T 细胞都解放出来了，包括在正常情况下处于抑制状态的自身反应性 T 细胞，这些针对自身组织细胞的 T 细胞就可能在体内大搞破坏，对自身组织器官造成损伤。按照前面说法，如果将 T 细胞看作是一辆车，免疫检查点是刹车，使用免疫检查点抑制剂就是将刹车松掉，想象一下，如果马路上行驶车辆的刹车都失灵了，场面该有多混乱。

接受免疫检查点抑制剂治疗后，机体某些脏器发生 irAE 更加常见，如胃肠道、皮肤、内分泌腺体以及肝脏等，但实际上任何器官和组织都有可能受累。irAE 也可能累及神经系统或心脏，虽然发生率不高，但往往病情很严重、甚至可致命。

以心肌炎为例，免疫检查点抑制剂相关心肌炎发病率尚不清楚，据报道，介于 0.06% 至 1% 之间。有人分析了 2009 年到 2018 年 1 月间，世界卫生组织药物警戒数据库所报道 613 起免疫检查点抑制剂导致致命毒性事件，其中心肌炎死亡率最高 [131 例报告病例中有 52 例死亡（39.7%）]，所以不得不引起重视。

CAR-T 疗法也有副作用，而且也可能危及患者生命。在 CAR-T 疗法使用说明书中，黑框警示信息里特别标注有可能引发细胞因子释放综合征（即细胞因子风暴）以及神经毒性。

关于细胞因子风暴在本书第二部分"免疫也会让人生病"一节中已经讲过，如埃博拉病毒感染或新型冠状病毒 COVID-19 感染可能导致免疫系统火力全开而出现细胞因子风暴。同理，在给患者回输几千万甚至上亿个超级杀手CAR-T细胞后，CAR-T细胞在猛烈攻击癌细胞的同时也可能导致细胞因子风暴，处理不好会导致患者死亡。

Emily在接受CART19治疗过程中，就发生了严重细胞因子风暴，出现了高热、呼吸衰竭和休克症状，命悬一线。但她很幸运，在尝试性使用一种以白细胞介素-6为靶点单克隆抗体后，Emily在她7岁生日当天苏醒过来，8天后，根据骨髓活检结果，主治医生宣布治疗成功，而针对白细胞介素-6单克隆抗体从此也被作为控制CAR-T疗法相关细胞因子风暴主要治疗手段。

　　* 第二个问题是疗效，癌症免疫治疗虽然创造了癌症治疗史上奇迹，
　　　但这一奇迹只会发生在一部分患者身上。

免疫检查点抑制剂虽然有"广谱抗癌神药"威名，但也只对部分患者有效。以PD-1/PD-L1抑制剂为例，实际上只有20%～40%患者能够从PD-1/PD-L1抑制剂治疗中获益。所以目前有很多研究在努力寻找疗效相关分子标志物，试图要将这部分患者找出来，以避免患者接受无效治疗，费钱又可能伤身体。与传统治疗方式比较，费用高是免疫生物治疗一个不得不说的缺点。

CAR-T疗法虽然在血液系统癌症治疗中取得了成功，但仍然存在很多问题，如：抗原丢失导致疾病复发，获得性耐药性等。特别是在实体瘤治疗中，CAR-T疗法要发挥作用面临更多迄今还无法跨越的障碍，如CAR-T细胞能否进入实体瘤，进入后能否识别癌细胞（癌细胞专一性靶点可遇不可求），即便是识别癌细胞后，能否抵御住实体瘤免疫抑制性微环境影响而保持昂扬杀敌斗志，这些都是亟待解决的问题。只能说，科学家们正在不懈努力着去解决这些问题。

而仍处于探索阶段的癌症疫苗，疗效更是没有保障。因为从新抗原预测、筛选到疫苗制备，再到疫苗递送至人体，每个环节都存在巨大挑战。肿瘤标本可能检测出来几万个基因突变，对可能出现新抗原进行预测分析后，具有潜在应用价值的预测新生抗原数量可能为两位数，再到临床上真正能激发抗癌免疫的抗原，其数量更少甚至为零。另外，这种高度个性化

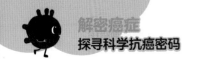

免疫疗法所面临的另一挑战是制备周期长，从肿瘤组织分析到最终应用，总时间约为 3 至 6 个月，时间成本和经济成本均非常高昂。

* 第三个问题是耐药，与化疗药物耐药一样，一些患者接受免疫治疗后即便获得缓解，一段时间后又复发，表现出对免疫治疗耐药，即获得性耐药，其根本原因是癌细胞一直没有停下进化脚步，总是在想方设法逃避免疫系统攻击，这是癌症免疫治疗所面临的临床挑战之一。

与癌细胞战斗就像现实世界战争，我方发明新武器，敌方很快就能研究出应对策略。只有深入了解癌细胞免疫逃逸机制，知己知彼，才能百战不殆。例如，2019 年《实验医学期刊》（*Journal of Experimental Medicine*）上发表了一篇论文，日本和法国科学家联手在接受 PD-L1 抗体治疗后缓解、后来又复发的非小细胞肺癌患者体内，找到了他们对 PD-L1 抑制剂耐药原因，原来癌细胞竟然会分泌 PD-L1 片段，诱捕 PD-L1 抗体药物，从而阻断药物对 T 细胞的激活作用，让治疗失效。

重点提示

免疫治疗内容繁杂深奥，这里就以荷兰癌症研究所 John Haanen 教授在 2017 年 12 月瑞士日内瓦癌症免疫治疗会议上的讲话要点作为本文重点提示：

❶ 大量研究证明免疫治疗对多种癌症有效。

❶ 免疫治疗改变了许多癌症治疗方案，尤其是晚期癌症。

❶ 通过生物标记物对患者进行筛选，可以提高免疫治疗疗效，而新技术将帮助科学家找到更多精准生物标记物。

❶ 多种免疫治疗药物联合应用，以及免疫治疗与传统化疗、放疗、靶向治疗联用，将提高疗效，对抗癌症耐药和复发。

❶ 研究免疫逃逸是解决免疫治疗耐药和复发的基础，而联合治疗是主要解决策略。

❗ 了解免疫治疗不良反应，积极应对不良反应，使免疫治疗更加安全。

❗ 早期患者手术前后使用免疫治疗或许也能临床获益。

（五）如果得了癌症，怎么办

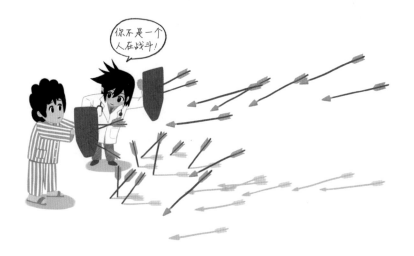

得了癌症怎么办？这是所有人都不愿意面对和思考的问题，这个问题也很难回答，没有现成答案，更没有标准答案。

思索良久，还是决定来聊聊这个沉重的话题。原因很简单，根据世界卫生组织下属国际癌症研究机构于2021年2月4日发布的全球癌症统计报告，在75岁之前，全球约1/5的人会罹患癌症，约1/8的男性和1/11的女性会死于癌症。也就是说，我们中许多人会在人生某个阶段不得不面对这个问题，可能作为癌症患者，也可能作为癌症患者家属，这虽让人悲伤但却是事实。

如果确诊癌症，最重要一点，是去正规医疗机构寻求专业医生帮助，不管是本书还是本文都不能作为癌症临床诊断和治疗依据。目前癌症治疗方式很多，正如前面介绍，从手术、化疗、放疗，到分子靶向治疗和免疫

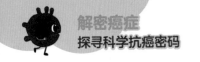
治疗，不能简单地说哪一种是治疗癌症的"最佳"方法。医生会根据癌症类型、癌症分期、癌症累及部位，以及患者自身健康状况等，制定相应治疗方案，通常会采用多种治疗方法来进行治疗，即综合疗法。治疗目标是在尽可能降低毒副作用的基础上消灭癌细胞或阻止癌细胞无限制生长。

本文主要聚焦如何应对癌症带来的心理应激，并且分享癌症患者饮食、运动、生活等方面建议。

1. 如何应对癌症带来的心理应激

面对癌症，无疑是人生中一段非常艰难的经历，不管是对于患者还是家属，用"晴天霹雳"来形容都不为过。

虽然这一段文字标题是"如何应对癌症带来的心理应激"，但与"如果得了癌症，怎么办"一样，也是个没有标准答案问题。

下面我们一起来思考癌症、疾病甚至生命，从心理上多储备些智慧、勇气和信心，如果有一天要面对癌症，就能够以更积极方式来应对癌症所带来的心理应激，更好地驾驭这段艰难的人生旅程。

- ☑ 癌症总体上来说是一种老年病。寿命延长是其发病率升高的主要原因之一。
- ☑ 对抗癌症最强有力的武器是自身免疫力。只要自身免疫功能正常，能够及时歼灭癌细胞，就可以捍卫机体健康。
- ☑ 自身免疫力对癌症患者同样重要。免疫力会影响患者病情进展甚至患者预后，而通过免疫治疗重新激发免疫系统功能可以有效抗击和治疗癌症，因此，癌症患者更应该呵护好自身免疫力。
- ☑ 如何才能呵护好自身免疫力？调整好自身情绪是每个癌症患者的首要任务，情绪可通过神经 - 内分泌 - 免疫网络影响免疫功能。以更正向情绪来应对癌症，注意对癌症患者进行心理疏导和关爱，必要时可寻求心理咨询，有助于提升患者自身免疫力，提高战胜疾病的概率。

☑ 什么样情绪算是应对癌症正向情绪？这个问题很复杂，仁者见仁智者见智，答案因人而异。建议癌症患者在可能的情况下，尽量在思想上淡化自己作为重病患者的角色，也许对于调节情绪有些帮助。

☑ 癌症不再等同于绝症。100 多年来，人类对癌症的认识发生了天翻地覆变化，对抗癌症手段也不断取得突破，癌症治疗并不是一定要杀死每一个癌细胞，通过综合治疗，越来越多患者实现了长期带瘤生存、与癌症和谐共存，把癌症变成和高血压、糖尿病等一样慢性疾病，也许就在不远未来。

☑ 疾病是生命的一部分。苏珊·桑塔格在《疾病的隐喻》一书中说，"疾病是生命的阴暗面，是一重更麻烦的公民身份。每个降临世间的人，都有双重公民身份，其一属于健康王国，另一则属于疾病王国。尽管我们都只乐于使用健康王国护照，但或迟或早，至少会有那么一段时间，我们每个人都要不得不承认我们是另一王国公民。"疾病，如普通感冒那样轻微，或者如癌症这样严重，都是我们生命一部分，它来了，我们就得与其寒暄交谈，找到与它的相处之道。

☑ 生老病死是生命固有规律。尽管现代医学突飞猛进，但仍然有很多疾病包括癌症尚无法完全治愈。只有理解生老病死这一自然规律，了解医疗技术的局限性，才能更好地认识自身健康问题，主动承担起自身健康的责任。

☑ 在提升健康素养的基础上，推动主动健康理念。因为人体具有强大的自我修复和自我组织能力，主动健康的核心思想是在充分发挥个体主观能动性的前提下，综合利用可控方法手段，激活人体这种能力以达到消除疾病和提高机体能力目的。主动健康意识，在健康时需要，在患病时更不能忘记，这是我们战胜疾病的立足之本和信心之源。在与癌症抗争这个艰难旅途里，每一步都可以采取一些行动来帮助自己更好地控制自己健康。

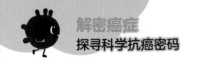
☑ 记住那句口号"NO ONE FIGHTS ALONE"（"没有人是在孤身战斗"）。毫无疑问，癌症会带给人非常剧烈冲击和痛苦，在这段艰难旅程中，不要把自己独自封闭在痛苦的牢笼里，多向外界去寻求支撑和帮助，专业医生、家人、朋友、音乐、书籍、美景……在我们生命中的每一天，好好爱这个世界。

很希望这本书也能够传递一些温暖和力量，因为我们每个人都会面临很多压力和痛苦，可能源于疾病，也可能源于其他因素，每个人都了不起，每个不平凡而努力的人都该得到一朵小红花。

2. 癌症患者该如何运动、饮食和生活

第一个问题是关于运动，癌症患者需要运动吗？癌症患者还能够运动吗？

"生病了要注意休息"，我们常常对患者这样说，何况是得了癌症这么个大病，是不是更应该躺在床上休息？

但是，正如前面已经讲到，癌症患者在力所能及的情况下要尽量淡化自己作为重病患者角色，癌症患者需要"充分休息"的观念该改变了。美国癌症研究所（AICR）在对癌症患者的建议中明确指出，"应该在能力和条件允许的情况下尽可能多地参加体育活动""即使在接受治疗期间，也应该避免完全不活动。"

具体建议如下。

☑ 在身体状况允许情况下，每周至少两天进行 150 分钟中等强度有氧运动。还包括肌肉强化活动，如每周两天进行举重或做俯卧撑。可以一边在外面轻快地散步，一边用手举重。

☑ 如果在确诊前没有经常锻炼，那么就要慢慢地、小心地开始，一步一步地提高活动水平，并且要及时与肿瘤科医生沟通运动

情况。当然，能做多少活动，特别是在治疗期间，取决于每个患者的具体诊断、治疗情况、年龄和健康水平等，可向医疗团队寻求指导，制定适合自己的运动计划。

关于体育活动在减少癌症复发和延长寿命方面发挥多大作用的研究正在进行中。已有许多研究结果证实，癌症患者进行适度的体力活动，有利于患者维持良好体力状态。

* 可能会提高……

生活质量

日常活动能力

行走能力

免疫系统功能

肌肉质量

肌肉力量和肌力

有氧运动能力

灵活性

* 可能会减少或降低……

疲劳

恶心

症状／副作用

抑郁

焦虑

心率

静息血压

住院时间

体重增加

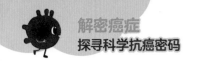

第二个问题是关于饮食，癌症患者该怎么吃？饿死癌细胞，这一说法靠谱吗？

严格来讲，"饿死"癌细胞有一定道理，但并不是简单地通过控制饮食来饿死癌细胞，道理很简单，两军作战，如果把敌我双方粮草都断掉，这仗还怎么打？

那有没有办法只断敌人粮草，从而饿死癌细胞呢？还真有这样的办法！临床上有多种抗血管生成靶向药物就可以实现这个目的：肿瘤生长快速，需要依靠新生血管生成才能提供足够氧气和营养物质；血管内皮生长因子（VEGF）与其受体结合，在诱导新生血管生成上"功不可没"；抗血管生成靶向药物可以抑制 VEGF 与受体结合，让它无法发挥作用，进而阻断肿瘤新生血管生成，降低肿瘤营养供给，癌细胞自然就不能肆意疯长了。

回到癌症患者该怎么吃这个问题。答案是，癌症患者不仅不能控制饮食，更应该好好吃，尽量维持良好的营养状态，这有助于帮助患者耐受癌症治疗并改善生活质量。

至于癌症患者具体要怎样吃，这里只能提供一些原则，因为没有一种食物能单独保护你免受癌症侵害。可以参照以下 AICR 对癌症患者的健康建议，其中涉及饮食、运动等多个方面（这些建议也适用于健康人群用于癌症预防）。

- ☑ 保持健康体重。
- ☑ 坚持运动。
- ☑ 多吃全谷物、蔬果和豆类食物。
- ☑ 限制摄入"快餐"和高糖高脂类食品。
- ☑ 限制食用红肉和加工肉制品。
- ☑ 限制含糖饮料摄入。
- ☑ 严格限制酒精摄入量。
- ☑ 不使用营养补充剂来预防癌症。
- ☑ 坚持母乳喂养。

> ☑ 特别指出，癌症患者应尽量遵循以上建议，形成健康膳食习惯、良好体育锻炼习惯，达到和保持正常体重，以促进整体健康状态，改善患者预后，有质量地长期生存。
>
> ☑ 当然还有最重要一条，一定不要吸烟！除此以外，还要避免过度阳光照射。

虽然这些建议本身不能治疗癌症，但能够改善患者一般情况和对癌症治疗耐受，而且有研究表明，这些建议同样有助于防止癌症复发，从而有助于改善患者预后。这些生活方式调整对于健康人而言，也可以降低患癌症风险，并且有助于预防其他严重疾病，如心脏病、脑卒中和糖尿病。

最后是癌症患者该怎样生活？

这些年有不少聚焦癌症患者的影视作品上映，而每一次某个公众人物因癌症离世也会导致不小震动，人们对癌症患者关注度越来越高，再加上网络带来的便捷和社交平台普及，让越来越多癌症患者有机会分享自己的生活，人们对癌症患者该怎样生活的原有刻板印象正在破冰改变。

但是，这两年连续发生了几件让人心痛的事情。有几位癌症患者分别在社交平台上分享自己的生活状态，他们积极生活、享受生活中每一天，却换来一部分人对他们疾病和身体状况质疑，甚至是人身攻击和谩骂。对于这些网络暴力者，只能说他们傲慢地活在自己世界里，自以为是、故步自封。

特别敬佩努力把自己生活过得离正常人更近一些的患者。

其实，"该怎样生活"，是所有人都该思考问题，并且在每一天脚踏实地生活中去努力探寻答案，不要等到面临重大疾病或者生活出现重大变故才想起这个问题。

3. 该不该向癌症患者隐瞒病情

2021 年初，"该不该向癌症患者隐瞒病情"这一话题瞬间在网络上引爆讨论热潮。这个话题戳中了很多人的痛点，因为已经没人觉得"癌症"

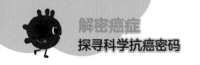

离自己很远，在可以预想的未来中，亲人，以及我们自己，都有可能患上这种疾病。

一个调查现象被引用以导出这一话题："当我问起有多少人会告诉老人病情，只有不到1/3的人举手；而当我问道，有多少人希望知道自己病情的时候，几乎是百分之百的人举手。"

这个调查结果让人深思，我们为什么会用双重标准来对待家人和自己？

"该不该向癌症患者隐瞒病情"，是中国癌症患者家属无法回避的问题。在一些欧美国家，医生需要直接告知患者病情，只有患者同意才会向家属通报，充分尊重患者知情权。而在我国，患者知情权往往被家属代理，医生通常会先告知家属病情，再由家属选择是否告诉患者真实诊断结果。

这是一个没有正确答案的两难问题，无论怎么选，都能找到支持这个做法的理由。

❋反对告知实情者，通常从感情和实际情况出发：

老人不知道自己患癌时，一切如常，知道了之后，精神完全垮掉；老人普遍谈癌色变，不知道得了癌症，还愿意积极配合治疗，但知道后，可能马上就会崩溃，选择放弃治疗；知情权固然重要，但不一定能对病情起到积极作用，更何况要改变老人对癌症观念需要时间，哪怕告诉他们癌症有可能治好，他们也不会相信。

现实中确实不乏这样例子：有人平时身体壮实，工作生活也一切正常，知道患癌后身体状况急转直下，甚至很快去世，让人一时间无法判断，人死亡是因为癌症恶化，还是因为心态猝不及防地垮掉，这些例子似乎支持该向患者隐瞒病情。

❋支持告知实情者，一般从理性角度出发：

患者在不知情时，虽然暂时会较少产生负性情绪，但家属异常举动和过分关怀等，都可能引发患者猜疑和焦虑；患者可能通过各种途径打听真实病情，一旦在毫无准备情况下获悉实情，所遭受的心理冲击可能会超过主动告知，甚至出现过激行为；隐瞒病情不利于患者配合治疗，癌症要做手术、放疗、化疗，治疗有一定毒副作用，患者知晓病情和治疗过程后，才能充分理解和配合治疗，才能更好地从治疗中获益；患者有权知道自己真实情况，因为这与生命相关，只有当事人本人才有决定权，哪怕是最亲的人也不能代替，只有在知晓并接受现实之后，才能更好安排时间，让人生少点遗憾。

网络上一位癌症患者家属的留言带给我们警醒："没有告诉我爸他得了癌症是我这辈子最遗憾的事，我永远都不会忘记他离世前困惑的眼神，好像在说，我只是得了个普通病啊，为什么就这样了？"

告诉癌症患者真实病情，会导致患者病情突然恶化、加快死亡吗？一项长达 15 年、涉及 3 万名中国肺癌患者的研究显示，让癌症患者"蒙在鼓里"可能更不利。在这项研究中，上海第二军医大学唐云翔博士率领研究团队分析了 2002 至 2017 年间 3 万肺癌患者随访数据。结果发现，知晓诊断结果患者，中位生存时间为 18.33 个月，而不知道自身病情者，中位生存时间为 8.77 个月。

要不要告诉患者实情，并没有一个标准答案，而是要根据患者性格、心理承受能力、病情严重程度等决定，关键是要作出预判，选择对患者伤害程度最低的方案。

如果决定告知患者病情，有以下一些建议供参考：

☑ 尽早告知。应在确诊后及早将真实病情告诉患者，以便患者能自主对生活和治疗作出规划。而不是一开始不告知患癌（或者把严重程度往低里说），等病情恶化、卧床不起，实在瞒不住了才告知真实情况，这时候患者根本没有机会去完成自己的心愿，最后带着遗憾离世，而家属只剩下悲痛和懊悔。

☑ 表达支持。在经历重大事件时候，亲人的爱与支持是对患者战胜病魔最好鼓励。研究显示，癌症患者心理变化一般要经历从"恐惧 - 否认期"转变为"过渡 - 接受期"，精神和心理不适会随着时间推移而消退，在家属帮助下，大部分患者都能比较快地渡过这段心理波动期。除此以外，要让患者尽量了解当前一些治疗措施、治疗药物，增强他们战胜病情信心，从而积极配合治疗。

☑ 积极面对。面对死亡威胁，患者会有恐惧和遗憾，家属也会有焦虑和不甘，要充分尊重患者意愿，遇到矛盾和坏情绪时，家属和患者可以咨询心理医生，做好相关心理疏导。癌症患者的心理建设非常重要，癌症家庭的心理建设同样重要。对于癌症家庭心理建设而言，第一关就是如何正确面对和患者正面沟通病情问题！

☑ 最重要一点，是要让患病家人感受到关怀、爱和支持。

重点提示

以下面两位作家名言作为本文重点提示。

对于一个病人来说，仁爱、温和、兄弟般的同情，有时甚至比药物更为重要。

——陀思妥耶夫斯基

在灰暗的日子中，不要让冷酷的命运窃喜；命运既然来凌辱我们，就应该用处之泰然的态度予以报复。

——莎士比亚

四、
癌症预防：
科学防癌

在时间的大钟上，只有两个字"现在"。

——莎士比亚

没有什么比健康更快乐的了，虽然他们在生病之前并不曾
觉得那是最大的快乐。

——柏拉图

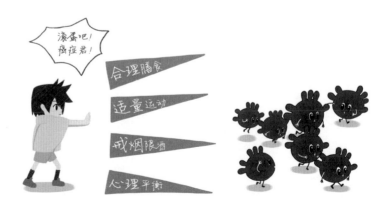

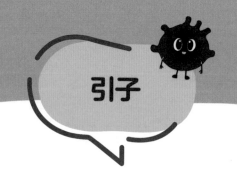

引子

　　如何才能有效地预防癌症，这个问题真不好回答，有千头万绪，不知从何说起。由于正常细胞发生癌变是多细胞生命内在特性，而癌症发生是基因、环境、心理、生活方式等多因素作用结果，由癌细胞和自身免疫力双方力量消长来决定，一句话，能影响癌症发生的因素太复杂了。因此，要想完全预防癌症，几乎没有可能。

　　虽然没有能够预防癌症万全之策，但科学家们一直没有放弃过在癌症预防领域研究和探索，正是在他们的不懈努力下，提出了一系列预防癌症建议和策略，让我们能够越来越接近健康、远离癌症。这些防癌策略中既有被大家公认的健康四大基石：合理膳食、适量运动、戒烟限酒、心理平衡，也有癌症预防及筛查相关指导和建议。

　　莎士比亚曾说：在时间的大钟上，只有两个字"现在"。我想借由癌症这个主题，分享主动健康、活在当下的观念，从现在开始，过更有节制、更有节律的生活，从现在开始，戒烟限酒，从现在开始，学会感知自己情绪，注意情绪管理与心理平衡。那么，一切都还不晚，一切都还来得及。

　　这是一本关于癌症的科普书，正如我在本书一开始"写给读者话"中写道：这不单纯是本癌症科普书，本书议题会从癌症出发，向外延伸、触及人生和生命边界。我想传递，疾病是生命的一部分，除了带给我们伤痛，它本身也可能给了我们一个机会，去体会美好记忆、深厚感情以及家庭温暖，尊严、情感、爱与理解，这些都是疾病无法抹去的东西。

　　希望每一位读完本书的读者，能感受到希望、力量、爱与温暖。

（一）癌症可以预防吗

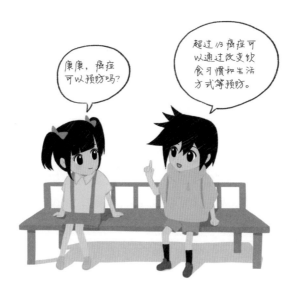

1. 癌症可以预防吗

　　答案是：虽然我们无力改变遗传基因，也无法控制随机出现的基因突变，但通过改变饮食习惯和生活方式等，至少可以避免 1/3 ～ 2/5 癌症发生。

　　随着现代人生活水平提高和生活方式改变，健康模式和疾病谱也发生了重大改变，心脑血管疾病、糖尿病、癌症等慢性非传染性疾病，已成为威胁人们生命与健康常见病。基于现代健康模式和疾病谱变化，世界卫生组织早已提出，健康长寿影响指数中，各种健康影响因素所占比例分别为：医疗因素 8%，气候因素 7%，社会因素 10%，遗传因素 15%，而生活方式因素高达 60%。尤其是心脑血管疾病、糖尿病、癌症等疾病，它们与个人不健康生活方式和行为习惯关系非常密切，故又被称为"生活方式病"。

　　由此可见，生活方式是影响现代人健康的决定性因素，在此基础上，1992 年，世界卫生组织在著名《维多利亚宣言》中首次提出健康四大基

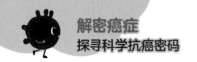

石概念，即合理膳食、适量运动、戒烟限酒、心理平衡。简而言之，通过改变生活方式可以预防疾病，降低发病率，保持健康。如今，28 年过去了，四大基石理念已深入人心，但落实在具体行动上，似乎又不太够。

落实到癌症这一议题，毋庸置疑，及早预防比治疗更重要。虽然对于癌症具体病因至今尚未完全了解，但可以确定，它受我们生活习惯和环境，以及遗传因素等影响。

从大处着眼，癌症预防可以从健康四大基石入手——合理膳食、适量运动、戒烟限酒、心理平衡。健康四大基石是身心健康的基础，如果想远离癌症，也要将这四个方面落到实处。

从细节出发，癌症预防可以参照癌症权威研究机构所发布相关癌症预防措施。虽然来自不同癌症研究机构的癌症预防建议不尽相同，但主体思想和内容差别不大。

例如，2018 年美国癌症学会（ACS）在肿瘤学顶级期刊《临床医师癌症期刊》（CA：A Cancer Journal for Clinicians）上发布了癌症一级预防计划，将主要癌症预防干预措施，大概归类为 9 个方面，分别是：①戒烟；②限酒；③控制肥胖；④健康饮食；⑤运动；⑥预防病原体感染；⑦防晒；⑧避免不必要医用放射；⑨降低室内材料污染。

其中，戒烟、限酒、控制肥胖、健康饮食和运动，在本书多个地方已经进行了较详细介绍，而预防病原体感染可参见本书第一部分"癌症会传染吗"，更专业的内容和细节问题就需要咨询专业人士了。

这里结合生活中实际情况，主要介绍防晒、避免不必要医用放射、降低室内材料污染这 3 个方面。

* 首先，防晒可降低皮肤癌风险。

众所周知，晒太阳是补充维生素 D 好方式，特别是作为一名成都人，我对阳光有着莫名好感。网上曾流传一张成都人对待不同事物兴奋程度对比表，"出太阳"位列第三，"周末出太阳"位列第二，仅次于"下雪"。每到阳光灿烂时，朋友圈就会被各种花式秀蓝天、秀阳光照片刷屏，充分诠释了成都人对阳光的喜爱。

然而，在享受阳光的同时，防晒却被不少人忽略了。晒太阳可以，但要拒绝阳光过度照射！因为阳光中紫外线辐射 UVA（320～400nm）和 UVB（280～320nm）是重要的致癌因素，可导致皮肤黑色素瘤、鳞状细胞癌和基底细胞癌。多项分析研究显示，"间歇性"阳光暴露（如日光浴或在阳光下度假）以及晒伤与皮肤黑色素瘤发生风险增加密切相关。紫外线辐射通过破坏 DNA，也可能通过其他机制，包括抑制免疫功能，导致皮肤癌。建议大家做好以卜防晒措施。

- ☑ 避免正午太阳直射。
- ☑ 适当使用防晒霜。
- ☑ 戴宽沿遮阳帽和太阳镜。
- ☑ 穿防晒衣。

＊其次，需要避免不必要医用放射。

世界卫生组织下属国际癌症研究机构（IARC）认为，所有电离辐射都有致癌性。早在 2006 年就有数据显示，48% 电离辐射来自医疗设备，包括诊断和治疗过程中暴露。医用电离辐射与多种癌症相关，其中 CT 风险最大。

既然 CT 致癌风险大，大家一定会问，目前在肺癌筛查中普遍使用低剂量螺旋 CT 检查还能不能做？

低剂量螺旋 CT，顾名思义，就是用低剂量辐射对检查者进行检测的 CT。低剂量螺旋 CT 与普通胸片（X 线片）检查比较能更有效发现较小、较早期肺癌，可发现肺部 1～4mm 结节，而且辐射剂量是普通 CT 检查 1/4 左右，所以低剂量螺旋 CT 已被作为肺癌早期筛查首选方案。根据 2012 年美国临床肿瘤学会（ACSO）、美国国立综合癌症网络（National Comprehensive Cancer Network，NCCN）肺癌筛查指南要求，肺癌高危人群应该每年接受一次低剂量螺旋 CT 肺癌筛查。意思是，每年接受一次低剂量螺旋 CT 检查对人体来讲是安全的。

但是，我有位朋友，经低剂量螺旋 CT 检查发现肺部小结节，专科医生建议一年后复查低剂量螺旋 CT，他却每两个月就去复查一次。低剂量

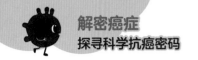

螺旋 CT 虽然辐射剂量低，但还是有辐射，在不需要的情况下真没有必要短期内反复检查。至于发现了肺部结节怎么办，在下面"确认过眼神，这些人需要做癌症筛查"中会详细介绍。

　　❋ 最后，降低室内建筑材料放射。

　　氡污染、甲醛污染、苯污染等都会对身体健康造成影响，特别是氡污染已经被世界卫生组织确认为仅次于烟草的第二大致肺癌物质。据美国国家研究委会估计，美国 3%～4% 肺癌死亡可通过降低室内氡暴露来预防。

> ☑ 氡：一种广泛存在于自然界中的放射性气体。室内氡主要来源于建筑材料，例如矿渣砖，装修使用天然石材，以及瓷砖和洁具等陶瓷产品。世界卫生组织建议，居室内氡浓度应 < 2.7pCi/L。而美国环境保护机构则建议，室内氡浓度 ≥ 4.0pCi/L 就超标。
> ☑ 甲醛：主要来源于装饰装修和家具所使用的人造板，如复合地板、大芯板、密度板以及装修使用的白乳胶和布艺制品等。
> ☑ 苯：主要来自溶剂型木器漆、油漆、溶剂型胶合剂和清洁剂等。

怎么办？

　　装修新家入住前，建议请专业检测机构进行一次室内环境检测，根据检测结果决定能不能入住，另外，家中多通风，可以降低室内氡、甲醛等浓度。

　　以上是对于 2018 年美国癌症学会（ACS）所发布癌症一级预防计划解读，由于癌症发生有地区特点，那么中国癌症预防要注意些什么呢？

　　在本书第一部分，已经介绍了 2019 年 2 月国家癌症中心 / 中国医学科学院肿瘤医院赫捷院士和陈万青教授在《柳叶刀·全球健康》（*Lancet Glob Health*）上发表的文章，文中将影响中国癌症发生的高危因素归纳为 23 种，如果防控好这 23 种高危致癌因素，可预防近一半中国癌症死亡，具体参见第一部分。

　　不管是来自美国癌症学会（ACS）报道还是来自中国国家癌症中心研究，均证明了同一个事实：癌症是一种可防可控疾病！

2. 癌症预防建议

在众多癌症预防建议中，要系统介绍世界癌症研究基金会（WCRF）与美国癌症研究所（AICR）联合发布的第三版《癌症预防和生存报告》。

这两个机构联合发布了 1997 年第一版、2007 年第二版《癌症预防和生存报告》，曾被誉为癌症预防科学里程碑。十余年后，2018 年 5 月 24 日，基于数百项最新研究结果、5 100 万人数据、350 多万癌症病例，第三版《癌症预防和生存报告》再次发布，根据相关研究中最强有力证据，给出以下癌症预防建议：

＊ 保持健康体重

癌症预防建议第一条是将体重保持在健康范围内，并避免成人后体重增加，换个说法，只要你不是体重不足，减肥就是头等大事儿。

＊ 坚持运动

每天坚持运动，多走路，千万别久坐。世界卫生组织早已将"久坐"列为十大致死元凶之一。

那么该如何运动呢？世界卫生组织对于适度运动建议如下：成年人每周至少进行 150 分钟中等强度身体活动或 75 分钟高强度身体活动。

＊ 多吃全谷物、蔬果和豆类食物

全谷物、蔬菜、水果、豆类应作为日常饮食主要部分。

＊ 限制摄入"快餐"和高糖高脂类食品

限制这些食物摄入有利于控制卡路里和维持健康体重。

虽然植物油、坚果、种子含油多，但它们是营养素重要来源，不用回避。

＊ 限制食用红肉和加工肉制品

食用适量红肉，如牛肉、猪肉和羊肉，尽量少吃加工肉类。

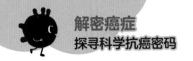
✱ 限制含糖饮料摄入

多喝水和不加糖饮料。根据《中国居民膳食指南（2016）》建议，每人每天摄入糖量最好不要超过 25g。

✱ 严格限制酒精摄入量

要预防癌症，最好不要饮酒。

✱ 不依赖营养补充剂来预防癌症

尽量仅通过膳食来满足营养需求，不推荐服用高剂量营养补充剂预防癌症，大部分健康人群通过均衡饮食就能获得充足营养，只有当临床症状或生化指标提示营养素缺乏时，才需要考虑服用营养素补充剂。

✱ 坚持母乳喂养

母乳喂养对母亲和孩子都有好处，母乳喂养能降低母亲患乳腺癌风险，降低孩子超重肥胖风险。

✱ 第 10 条建议给癌症患者

癌症患者请尽量遵循以上建议，形成健康膳食习惯、良好体育锻炼习惯，达到和保持正常体重，以促进整体健康状态，改善预后，有质量地长期生存。

✱ 当然还有最重要一条，一定不要吸烟，并避免通过其他方式接触烟草

每年烟草导致癌症死亡例数为 240 万，烟草使用是全球首要可预防癌症危险因素。吸烟可导致至少 20 种癌症。禁止吸烟和戒烟是降低癌症发病率和死亡率最有效方式，尤其肺癌负担降低效果显著。除此以外，避免过度阳光照射，也有助于癌症预防。

遵循以上健康建议，显著减少盐、饱和脂肪和反式脂肪摄入，还将有助于其他非传染性慢性疾病预防。

3. 六类常见癌症预防建议

在上述第三版《癌症预防和生存报告》中，详细整理了六类高发癌症（肺癌、胃癌、结直肠癌、肝癌、乳腺癌、前列腺癌）饮食、营养以及运动建议。

＊肺癌

确切证据显示：

饮用水含有砷会增加患肺癌风险。

当前吸烟或过去吸烟者，补充高剂量 β- 胡萝卜素会增加患肺癌风险。

不完全证据显示：

当前吸烟或过去吸烟者，蔬菜和水果摄入可能会降低患肺癌风险。

摄入含有视黄醇、β- 胡萝卜素或类胡萝卜素食物可能会降低患肺癌风险。

当前吸烟者，摄入含有维生素 C 食物可能会降低患肺癌风险。

从不吸烟者，摄入含有异黄酮食物可能会降低患肺癌风险。

积极运动可能会降低患肺癌风险。

红肉、加工肉和酒精类饮料摄入可能会增加患肺癌风险。

＊胃癌

确切证据显示：

酒精类饮料摄入会增加患胃癌风险。

腌制食品摄入会增加患胃癌风险。

超重或肥胖会增加患贲门癌风险。

不完全证据显示：

柑橘类水果摄入可能会降低患贲门癌风险。

烤肉或烤鱼类食物摄入可能会增加患胃癌风险。

加工肉摄入可能会增加患非贲门胃癌风险。

低水平水果摄入可能会增加患胃癌风险。

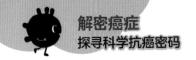
＊结直肠癌

确切证据显示：

积极运动会降低患结肠癌风险。

全谷物摄入会降低患结直肠癌风险。

摄入含有膳食纤维食物会降低患结直肠癌风险。

乳制品摄入会降低患结直肠癌风险。

补充钙会降低患结直肠癌风险。

红肉摄入会增加患结直肠癌风险。

加工肉摄入会增加患结直肠癌风险。

酒精类饮料摄入会增加患结直肠癌风险。

超重或肥胖会增加患结直肠癌风险。

高个人群会增加患结直肠癌风险，但是注意，身高并不大可能直接影响罹患癌症风险，事实上，它是遗传、环境、激素以及营养因素相互作用综合标志，而这些，可以影响癌症发生发展。

不完全证据显示：

摄入含有维生素 C 食物可能会降低患结肠癌风险。

鱼类摄入可能会降低患结直肠癌风险。

维生素 D 可能会降低患结直肠癌风险。

补充复合维生素可能会降低患结直肠癌风险。

低水平蔬菜摄入可能会增加患结直肠癌风险。

低水平水果摄入可能会增加患结直肠癌风险。

摄入含有血红素铁食物可能会增加患结直肠癌风险。

＊肝癌

确切证据显示：

咖啡摄入会降低患肝癌风险。

超重或肥胖会增加患肝癌风险。

酒精类饮料摄入会增加患肝癌风险。

摄入被黄曲霉毒素污染食物会增加患肝癌风险。

不完全证据显示：

鱼类摄入可能会降低患肝癌风险。

积极运动可能会降低患肝癌风险。

＊乳腺癌

确切证据显示（绝经前乳腺癌）：

剧烈运动会降低绝经前患乳腺癌风险。

母乳喂养会降低患乳腺癌风险。

酒精类饮料摄入会增加绝经前患乳腺癌风险。

高个人群会增加绝经前患乳腺癌风险。

出生体重过大会增加绝经前患乳腺癌风险。

不完全证据显示（绝经前乳腺癌）：

蔬菜摄入可能会降低患雌激素受体阴性乳腺癌风险。

摄入含有类胡萝卜素食物可能会降低患乳腺癌风险。

乳制品摄入可能会降低绝经前患乳腺癌风险。

高钙饮食可能会降低绝经前患乳腺癌风险。

积极运动可能会降低绝经前患乳腺癌风险。

＊前列腺癌

确切证据显示：

超重或肥胖会增加患进展期前列腺癌风险。

高个人群会增加患前列腺癌风险。

β- 胡萝卜素摄入不太可能对患前列腺癌风险产生实质性影响。

不完全证据显示：

高水平乳制品摄入可能会增加患前列腺癌风险。

高钙饮食可能会增加患前列腺癌风险。

血浆低水平 α- 生育酚（维生素 E）可能会增加患前列腺癌风险。

血浆低水平硒可能会增加患前列腺癌风险。

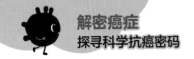
重点提示

❗ 1/3 ~ 2/5 癌症可以预防。

❗ 癌症预防不是一朝一夕的事情，需要从饮食、营养以及运动等多
方面着手，贵在坚持。

（二）确认过眼神，这些人需要做癌症筛查

癌症预防远比治疗有效，最好
通过及时调整和改变生活方式等来
积极预防癌症发生。

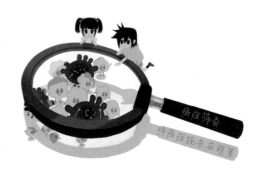

而癌症治疗，早发现，早治疗
是最佳选择，因为早期癌症与晚期
癌症生存率差异巨大，许多早期癌
症 5 年生存率可以超过 90%。如何
能够做到癌症早发现？答案是癌症
筛查，它可以帮助在"正常"人群中发现早期癌症患者，通过及时治疗，
有效降低癌症死亡率。因此，要想构筑起抵御癌症防火墙，癌症筛查发挥
着举足轻重作用。

随着医学知识普及和大众对癌症关注程度不断提高，大家对于癌症筛
查接受度越来越高，但是对于癌症筛查，有以下两点需要说明。

第一点，目前只推荐高危人群进行癌症筛查，而不是全民普查。因为
在非高危人群里，筛查假阳性率特别高，会给大众带来不必要恐慌，而且
有些筛查手段对身体有微小伤害，如果没必要，最好不做。所以，要了解
不同类型癌症高危人群究竟有哪些。

第二点，临床上检测项目那么多，只有很少一部分适用于癌症筛查，
要了解具体需要做哪一种或哪几种检查项目，基本原则是既要能够有效地
发现早期癌症患者，又要避免过度医疗可能带来的问题。

结合上海市抗癌协会发布的《居民常见恶性肿瘤筛查和预防推荐》，

中国抗癌协会协同国家肿瘤临床医学研究中心（天津医科大学肿瘤医院）所制定的《中国女性乳腺癌筛查指南（2019 版）》，以及 2020 年美国癌症学会所更新的子宫颈癌筛查指南，对肺癌、大肠癌、乳腺癌、子宫颈癌、肝癌、胃癌六类常见癌症筛查要点汇总说明如下。

1. 肺癌筛查

高危人群

年龄 40 岁以上，至少合并以下一项危险因素者属于肺癌高危人群。

- ☑ 吸烟 ≥ 20 包 / 年（每天吸烟包数 × 吸烟年数 ≥ 20）。比如每天吸两包烟，超过 10 年，或者每天吸一包烟，超过 20 年，这都是 20 包 / 年。注意，这其中也包括曾经吸烟，但戒烟时间不足 15 年者。
- ☑ 被动吸烟者。
- ☑ 职业上接触各种致癌因素（比如石棉、铍、铀、氡等接触者）。
- ☑ 有恶性肿瘤病史或肺癌家族史。
- ☑ 有慢性阻塞性肺疾病（COPD）或弥漫性肺纤维化病史。

临床筛查要点

对于肺癌高危人群，要求每年做一次低剂量螺旋 CT 筛查。

低剂量螺旋 CT 较常规 CT 辐射剂量降低了 75% ~ 90%。低剂量螺旋 CT 之所以能够满足肺癌筛查目的，是因为肺部和其他组织器官不同，肺部含气量多、密度较低，所以用低剂量射线就能形成满意图像。低剂量螺旋 CT 不仅辐射剂量低，检查费用也较常规 CT 低，而且还克服了胸部 X 线片对非钙化小结节不敏感缺点，能发现直径 < 5mm 微小病症，因此它能有效地在高危人群中发现早期可切除肺癌，真正实现了早发现、早治疗。

那么，一年做一次低剂量螺旋 CT 安全吗？答案是"安全"，低剂量螺旋 CT 平均辐射量为 0.61 ~ 1.50mSv（毫西弗），美国医学物理师协会认

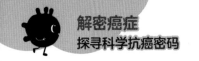

为，只要影像学检查单次剂量在 50mSv（毫西弗）以下，对人体来说就安全。

其他一些曾被用于肺癌常规筛查的手段，包括胸部 X 线片检查、痰细胞学检查以及血清肿瘤标记物检测等，由于受敏感性及特异性限制，效果都不如低剂量螺旋 CT。

而另外一些听起来很高大上的检测项目，并不适用于癌症筛查。比如 PET-CT、基因测序等，主要用于癌症患者，对癌症分期、转移、复发和疗效判定以及诊断基因突变等方面具有独特优势。但是，不能将它们用于癌症筛查，原因很多，例如 PET-CT，不仅检测费用昂贵，价格区间从几千到 1 万，是普通 CT 价格 15 ~ 20 倍，而且因其辐射剂量比低剂量 CT 高很多，对身体还有一定潜在伤害，再加上将其用于筛查早期肺癌时结果不可靠，很容易误诊漏诊。

为什么对于早期肺癌筛查，费用昂贵的 PET-CT 反倒不靠谱儿？ PET-CT 基本工作原理是：通过探测放射性显像剂 18F- 氟代脱氧葡萄糖（18F-FDG）在活体内生物化学变化和代谢过程，来对病灶进行探测，换言之，用显像剂 FDG 反映病灶糖代谢水平，而不是肿瘤特异性显像剂（即不是有肿瘤就报警显像剂），如果癌细胞数量较少，病灶 FDG 摄入不多，图形则无"亮点"，从而导致漏诊。

再次强调：目前国内外推荐高危人群肺癌筛查方法只有一种，那就是低剂量螺旋 CT。

随着低剂量螺旋 CT 在肺癌筛查中普及，越来越多人通过低剂量螺旋 CT 检查发现存在肺部小结节。据不完全统计，如果全国人民都去做一次胸部低剂量螺旋 CT 检查，可能 1 亿多人会发现存在肺小结节。

肺部出现肺小结节，是否就意味着得了肺癌？当然不是！

肺结节不是一种病名，而是一项影像学诊断结果，即人体胸部 CT 二维成像后，所呈现圆形、椭圆形或像云块状影子，纯白或发灰，正常肺里不该有这样影子。而所谓肺小结节，就是直径小于 1cm 的影子，人一般无相关不适症状，常常通过体检或其他原因检查等偶然发现。

肺小结节分良性、恶性，也意味着离肺癌可远可近，因而分外让人紧张无措。

在巨大的心理压力下，有人每个月做一次 CT 检查；有人从此活在肺癌阴影里痛苦不堪；有人因此患上了抑郁症、焦虑症；有人不顾医生随访建议，要求医生"无论是不是癌，都请帮我手术切了吧！"

其实，绝大部分人不用紧张，因为 90% 肺小结节是良性结节。

良性肺小结节有可能是炎性结节、瘢痕，也可能是良性肿瘤，良性肿瘤占了肺小结节中大多数。大家不要听见肿瘤就害怕，在本书第一部分已经讲过，良性肿瘤生长缓慢，无浸润和转移能力，对人体没多大伤害。

当然，也不能走另一个极端，对肺小结节放任不管，因为有 10% 的肺小结节是恶性结节，它们可能是癌前病变甚至是早期肺癌，如果能够及时进行临床干预和治疗，预后很好。

如何能够揪出这 10% 的恶性结节？要辨别肺小结节是良性还是恶性，就像要判断一个人是好人还是坏人一样，得综合考量。虽然这是专科医生工作，但大家了解点相关知识，有助于克服对肺小结节的恐惧情绪。

☑ 一看，看它长啥样，如果小结节边缘光滑、密度均匀，多为良性结节，如果边缘不光滑有毛刺、有空洞、有血管气管影，密度不均匀，为恶性结节可能性大。

☑ 二查，查家族史，看是否有肺癌等恶性肿瘤家族史，如果有直系亲属曾患肺癌，会增加恶性结节可能性。

☑ 三观察，如果"一看""二查"都不确定其是良性还是恶性，那就动态观察其变化，看小结节形态、大小、密度等随着时间推移是否有变化，再来确定如何处理。一般来说，监测到小结节发生变化、进展时再处理也来得及。

如何进行动态观察，一两句话无法说清楚，大家可咨询相关专业医生，听听他们的建议。

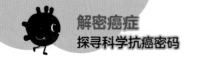
2. 大肠癌筛查

高危人群

☑ 40 岁以上有两周肛肠症状（即：大便习惯改变，如慢性便秘、慢性腹泻等；大便形状改变，如大便变细；大便性质改变，如黏液血便等；腹部固定部位疼痛）人群。

☑ 有大肠癌家族史直系亲属。

☑ 大肠腺瘤治疗后人群。

☑ 长期患有溃疡性结肠炎患者。

☑ 大肠癌手术后人群。

☑ 20 岁以上、有家族性腺瘤性息肉病（FAP）和遗传性非息肉病性结直肠癌（HNPCC）家族史直系亲属人群。

☑ 50 岁以上无症状人群。

临床筛查要点

肺癌筛查只有低剂量螺旋 CT 一项，而大肠癌筛查项目很多，包括直肠指检、大便隐血试验（FOBT）检查、钡剂灌肠检查、肠镜检查、基因突变检测等，这么多项目如何进行筛查，针对不同人群筛查建议如下。

☑ 40 岁以上有症状高危对象，经两周对症治疗症状没有缓解者，应及时作肛门直肠指检、大便隐血试验（FOBT）检查，任一指标阳性应进行钡剂灌肠检查或肠镜检查。FOBT 阳性者亦可直接进行肠镜检查以明确诊断，如 FOBT 阳性者经肠镜检查仍未显示有异常，建议做胃镜检查，以排除上消化道出血。

☑ 40 岁以上无症状高危对象，每年接受 1 次 FOBT 检查。如隐血试验阳性，则进行钡剂灌肠检查或肠镜检查以进一步明确诊断。如 FOBT 检查连续 3 次阴性者可适当延长筛查间隔，但不应超过 3 年。

☑ 年龄大于 20 岁 FAP 和 HNPCC 家族成员，如果家族中先发病例基因突变明确，建议进行基因突变检测。基因突变检测阳性者每 1~2 年进行 1 次肠镜检查。如果基因突变检测阴性，则每年接受 1 次 FOBT 检查。

☑ 50 岁以上无症状筛检对象，每年接受 1 次 FOBT 检查，每 5 年接受 1 次大肠镜检查。

3. 乳腺癌筛查

高危人群

至少符合下列 1 个条件的女性为乳腺癌高危人群。

☑ 有至少 2 位一级或二级女性亲属曾患乳腺癌。

☑ 有至少 1 位一级亲属携带有已知乳腺癌基因（BRCA）致病性遗传突变。

☑ 有至少 1 位符合下列 1 个条件乳腺癌一级亲属：①发病年龄 ≤ 45 岁；②发病年龄在 45~50 岁，同时至少 1 个一级亲属患有任何年龄卵巢上皮癌、输卵管癌或原发性腹膜癌；③患有 2 个原发性乳腺癌，同时首次发病年龄 ≤ 50 岁；④发病年龄不限，同时至少 2 个一级亲属患有任何年龄的卵巢上皮癌、输卵管癌或原发性腹膜癌；⑤发生男性乳腺癌。

☑ 自身携带有乳腺癌致病性遗传突变。

☑ 一级亲属中有遗传性肿瘤综合征（如遗传性乳腺及卵巢综合征、多发性错构瘤综合征、利 - 弗劳梅尼综合征、波伊茨 - 耶格综合征、林奇综合征等）。

☑ 曾患乳腺导管、小叶中重度不典型增生或小叶原位癌。

☑ 曾接受胸部放疗。

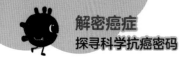

临床筛查要点

可用于乳腺癌高危人群筛查项目包括乳腺超声筛查、乳腺钼靶检查、乳腺磁共振检查，具体该如何选择检查项目以及多久检查一次，请咨询相关医学专业人士。

除此以外，由于乳房位于体表，一旦出现异常比较容易发现。有不少乳腺癌患者都是自己发现异常后，去医院就诊而被确诊。因此，推行乳房自我检查，对于早期发现乳腺癌具有十分重要现实意义。

每位女性都应该从青春期乳房发育就开始进行乳房自我检查，并且一生中都应该坚持这种例行检查。月经来潮后第 9～11 天是乳腺检查最佳时间，此时性激素对乳腺影响最小，乳腺处于相对静止状态，容易发现病变。乳房自我检查分为以下 4 个步骤。

☑ 一看，面对镜子双手下垂，仔细观察双侧乳房是否对称，大小和外形有无异常变化。

☑ 二触，左手上抬至头部后侧，用右手检查左乳、左侧腋窝和锁骨上区，以手指之指腹轻压乳房，感觉是否有硬块，按照外上象限→外下象限→内下象限→内上象限→乳头中央→腋窝→锁骨上区顺序进行检测，不要遗漏任何部位，然后用同样方法检查右乳、右侧腋窝和锁骨上区。

☑ 三卧，平躺下来，将左上肢举过头放于枕上或用枕头垫于左侧肩下，其目的是使乳房平坦，重复上述"触诊"方法，检查左侧乳房，然后同法检查右侧乳房。

☑ 四挤，以大拇指和示指（食指）挤压乳头，注意有无异常分泌物。

4. 子宫颈癌筛查

高危人群
已婚或有性生活史女性。

临床筛查要点
美国癌症学会 2020 年更新的子宫颈癌筛查指南中，对子宫颈癌筛查

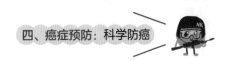

给出以下建议，该建议适用于所有拥有宫颈人群，无论是否有性生活史或是否接种过 HPV 疫苗，也适用于接受了子宫切除，但保留有宫颈人群。

建议在 25 岁开始子宫颈癌筛查，之后每 5 年进行一次早筛 HPV 检测，直到 65 岁（首选）。如果无法进行早筛 HPV 检测，可以每 5 年进行一次联合检测（HPV 检测＋细胞学检查）或是每 3 年接受一次细胞学检查。

年龄超过 65 岁人群，如果在过去 25 年内没有 ≥ 2 级宫颈上皮内瘤变，同时，10 年内筛查合格者，可以不再继续子宫颈癌筛查。所谓筛查合格，指按推荐频率进行筛查，连续 2 次 HPV 检测阴性或连续 2 次联合检测阴性或连续 3 次细胞学检查阴性。

特别说明，已接种 HPV 疫苗女性，应遵循相应年龄子宫颈癌筛查建议，即与未接种疫苗女性一样进行子宫颈癌筛查。

5. 肝癌筛查

高危人群

男性 35 岁以上、女性 45 岁以上以下人群为肝癌高危人群。

- ☑ 有乙型肝炎病毒（HBV）或丙型肝炎病毒（HCV）感染血清学证据。
- ☑ 有肝癌家族史。
- ☑ 血吸虫、酒精性肝硬化等任何原因导致肝硬化患者。
- ☑ 药物性肝损患者。

临床筛查要点

肝癌高危人群应进行筛查，联合血清甲胎蛋白（AFP）和肝脏 B 超检查，每 6 个月筛查一次。

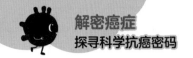
6. 胃癌筛查

高危人群

- ☑ 60 岁以上人群。
- ☑ 中重度萎缩性胃炎。
- ☑ 慢性胃溃疡。
- ☑ 胃息肉。
- ☑ 良性疾病术后残胃（术后 10 年）。
- ☑ 异型增生（轻、中、重）。
- ☑ 中、重度肠化生。
- ☑ 明确胃癌家族史。
- ☑ 胃黏膜巨大皱褶征。

临床筛查要点

根据医生建议，需要时进行胃镜检查。

重点提示

- ❗ 癌症筛查不是全民普查。
- ❗ 癌症筛查不是每个项目都要检查。
- ❗ 癌症筛查要按照一定规程来进行，相关癌症高危人群应进行相应癌症筛查。

（三）健康、疾病与生命

"健康、疾病与生命"这个命题很大，几年前我在构思、准备撰写这本科普书时，就想好了要写这个主题。

无数个清晨和夜晚，我在电脑前不停地敲击键盘码字。满心欢喜，因为随着时间累积，看着书稿基本完成。终于到了该写这个主题的时候，却踌躇不前，不知该从何说起。

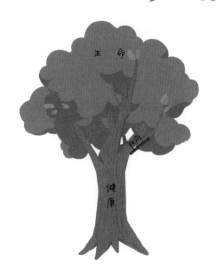

这个命题太大，我所拥有知识积累、人生阅历以及思想境界，都不足以让我很好地驾驭这个命题。

一度想过放弃这个主题，但最终还是决定试着写写。

作为一本科普书，必须以科学客观态度，尽量陈述和还原事实和真相。而撰写书稿过程，就像是一段拨开迷雾、寻找通往健康和幸福道路的旅程，让我有更多机会审视周遭的人和事，反思自己生活方式，感知自己情绪，那就在最后这个专题留下一点儿空间，谈谈自己在撰写书稿过程中累积起来的一些粗浅思考。

在撰写书稿过程中，查阅了很多相关资料，也将癌症、免疫、健康与疾病等相关问题系统地梳理了一遍，与开始写这本书之前相比，此时对"健康、疾病与生命"有了许多新理解和体会，也希望借着这个专题表达出来。

以下文字，希望对大家有所帮助！

1. 从癌症看疾病、健康与生命

"生老病死"，指出生、衰老、生病和死亡。这一成语出自南朝·宋·刘义庆《世说新语·雅量》："鸡猪鱼蒜，逢著便吃；生老病死，时至则行。"意思是：有什么就吃什么，生老病死，是人生自然规律，顺其自然也就是了。虽然从字面上看略显消极，但在古人生活那个时代，一场瘟疫就可以夺取成千上万人性命，还是能够理解其中无奈。

当今人类，正处在有史以来最好的时代，健康和长寿已是一种常态，人类平均寿命比一百年前增加了一倍多，现代医学在其中所起到的关键性作用，毋庸置疑。

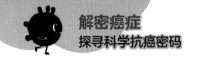
虽然有现代医学保驾护航，"生老病死"仍是无法更改的自然规律。世界卫生组织将"健康"定义为"不但是身体没有疾病或虚弱，还要有完整生理、心理状态和社会适应能力"。据统计，我国符合世界卫生组织关于健康定义人群大约只占总人口数的15%，与此同时，有15%的人处在疾病状态中，剩下70%的人处在"亚健康"状态。

正如苏珊·桑塔格在《疾病的隐喻》一书中所说，"疾病是生命阴暗面"。疾病是生命不可分隔一部分，我们时不时总有一段时光会笼罩在它之下，它给我们身体带来许多痛苦，焦虑、悲伤、恐惧、愤怒、孤独、无助，一系列不良情绪也会跟随着身体痛苦蜂拥而来。

疾病特别是像癌症这样重大疾病，让我们不得不去揭开人生和生命面纱，去面对其阴暗面，我们会大力去歌颂"生"之伟大，但对于"老""病"和"死"却三缄其口，极力回避。

曾与我在医院ICU病房工作的同学谈及此事，那是医院里死神最常光顾地方，我们都感慨人们在这方面心理储备普遍不足，让人在面对重大疾病和衰老时是那么无助和慌乱，也让人在当下如此迷惘。

在我们人生暗黑时刻，我们除了被疾病掌控外，是否还有另外选择？

当我们不停往前奔跑的脚步因为疾病而不得不停下来的时候，疾病本身也可能给了我们一个机会，去体会美好记忆、深厚感情以及温暖家庭，尊严、情感、爱与理解，这些都是疾病无法抹去的东西。

既然疾病无法完全避免，那么在当下每个被健康照耀的清晨和傍晚，让我们满心欢喜拥抱它带给我们的喜乐！

既然疾病无法完全避免，那么我们该多了解些疾病真知，希望这些真知能带领我们穿越疾病带来的迷雾，探寻到更多生的意义和喜悦，对于当下生活会多一分笃定、少许多浮躁和焦虑。

既然疾病无法完全避免，那么我们应该承担起自己的健康责任，细心呵护好它，让疾病到来得晚一些、轻一些，健康恢复得快一些。

2. 主动健康

健康第一责任人是我们自己！

"To Cure Sometimes，To Relieve Often，To Comfort Always."这是长眠在纽约东北部撒拉纳克湖畔特鲁多医生的墓志铭，是他一辈子行医生涯的概括与总结，中文翻译过来就是：有时去治愈；常常去帮助；总是去安慰。这段名言越过时空，久久地流传在人间，至今仍熠熠闪光。时至今日，很多医务人员一直在用实际行动践行着这句名言，传递着医学对生命的挂牵。

在给医学生授课课堂上，我常常引用这句名言，是想告诫学生，医学本身应该带有人文关怀光辉，不能简单地把疗效等同于检测指标或者影像学变化。

在这里引用这句名言，则是想从另一个角度来说明，医学做过什么，能做什么，作为患者当然希望被治愈，而真相是，医学只能做到"有时治愈"。

简而言之，虽然现代医学让我们寿命更长、痛苦更少，日新月异的医疗新技术和新手段，也让我们在许多过去被认为是"绝症"的重大疾病面前不再束手无策，但医学和医生并非万能，更不是我们的健康第一责任人。

健康第一责任人是我们自己！

这么说，是基于我们机体具有强大的抗病和自愈能力，其中，免疫功能功不可没。在本书中反复强调一句话，"免疫是人体最好的医生"，不管是对于健康人还是患者，维护好自身免疫功能至关重要。

健康第一责任人是我们自己！

意味着我们要有主动健康意识，越主动，越健康。

"主动健康"这一理念近年来非常热，指主动获得持续健康能力、拥有健康完美生活品质和良好社会适应能力，倡导主动发现、科学评估、积极调整、促进健康。这一理念契合了"防治结合、以防为主"的国家医疗卫生方针，把疾病防治中心前移，变被动疾病治疗为主动健康管理，最终提高全民科学主动健康意识，加强全民科学健康监测，提前预防、提前治疗，提高国民身体素质。

"主动健康"从小处着眼，提示健康需要每个家庭、每个个体主动关注、主动参与，不仅要做到主动学习科学健康知识，提高健康意识，合理

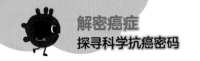
膳食和运动，更要早监测、早发现、早治疗。

"主动健康"这一理念对患者和健康人群同样重要。对于健康人来说，如何能够对自己健康进行主动管理，可以参照1992年世界卫生组织在著名的《维多利亚宣言》中提出的健康四大基石概念，即合理膳食、适量运动、戒烟限酒、心理平衡。

本书前面已对合理膳食、适量运动、戒烟限酒作了较多阐述，下面对心理平衡进行补充说明。

作为现代人，我们每个人都面临着巨大精神压力。至于如何调节心理平衡，几句话说不清楚，也不是本书主题，再加上心理健康也不是我的研究领域，无法系统地给大家提供相关知识。但是，通过本书想向大家传递以下信息：

- ☑ 了解是走向健康的第一步。首先要了解心理平衡与健康和疾病密切相关，知道心理会通过神经 - 内分泌 - 免疫网络影响机体各项功能，了解心理与免疫、疾病间的心身互动机制。

- ☑ 停止压抑你的情绪。要注意感受自己各种情绪，理解并接纳它们，分析并了解自己情绪特别是不良情绪背后的原因，找到合适疏导情绪的渠道。

- ☑ 允许自己哭。遇到很伤心事情，如果想哭，就痛快地哭一场吧。哭被认为是一种有效地释放体内压力方式。压力如果不能以某种方式释放出来，就会在我们身体上或者精神上表现出来，导致身体或精神疾病。

- ☑ 遇到问题，积极向内、向外去寻找支撑，找朋友、找亲人倾诉，或者从音乐、书籍、运动中找寻能量，或者培育一个或几个兴趣爱好，总之要学会表达和释放，以合适方式和渠道释放负性情绪。

- ☑ 张弛有度。不管是生活节律上还是思想上，不能一直处于紧绷着的状态，允许自己时不时慢下脚步，允许自己有时候不努力，允许自己时不时停下来享受生活中的那些美好……如果一直往前奔跑，就会有疾病会来帮我们按下暂停键。我们常常看见一句话是"要学会爱自己"，当你真正爱上自己后，会发现优秀并不是太重要。

☑ 构建正常平衡的生活，在正常平衡的生活里，社会角色、家庭情感和自我成长三个面向都应该得到均衡发展。在既漫长又短暂的人生舞台上，不能像冰上芭蕾运动员那样单腿站立不停旋转，虽然很炫目耀眼，但一旦失衡就会摔倒在冰面上。

☑ 构筑强大的心理免疫力，争取做一个人格成熟健全、心胸宽广豁达、内心自信强大的人，这是我们一生的功课。

这本书就写到这里了，感恩、感谢您在阅读本书过程中，我们一起共度了美好时光。人类与癌症之间的斗争没有终点，不管是对癌症认识还是癌症治疗手段都会日新月异，由于各方面因素和条件限制，有许多没有讲透彻的地方，请大家见谅。希望我们能更积极、更美好地过每一天，祝愿大家健康、幸福、平安。

参考文献

[1] SUNG H, FERLAY J, SIEGEL R L, et al. Global cancer statistics 2020: GLOBOCAN estimates of incidence and mortality worldwide for 36 cancers in 185 countries[J]. CA：A Cancer Journal for Clinicians, 2021, 71(3):209-249.

[2] VAN EGEREN D, ESCABI J, NGUYEN M, et al. Reconstructing the lineage histories and differentiation trajectories of individual cancer cells in myeloproliferative neoplasms[J]. Cell Stem Cell, 2021, 28(3):514-523.e9.

[3] LAURIE C C, LAURIE C A, RICE K, et al. Detectable clonal mosaicism from birth to old age and its relationship to cancer[J]. Nature Genetics, 2012, 44(6):642-650.

[4] LAVIANO A, MEGUID M M, INUI A, et al. Therapy insight: Cancer anorexia-cachexia syndrome--when all you can eat is yourself[J]. Nature Clinical Practice Oncology, 2005, 2(3):158-165.

[5] SAMADDER N J, RIEGERT-JOHNSON D, BOARDMAN L, et al. Comparison of universal genetic testing vs guideline-directed targeted testing for patients with hereditary cancer syndrome[J]. JAMA Oncology, 2021, 7(2):230-237.

[6] BUND T, NIKITINA E, CHAKRABORTY D, et al. Analysis of chronic inflammatory lesions of the colon for BMMF Rep antigen expression and CD68 macrophage interactions[J]. Proceedings of the National Academy of Sciences of the United States of America, 2021, 118(12):e2025830118.

[7] LOCONTE N K, BREWSTER A M, KAUR J S, et al. Alcohol and cancer: A statement of the american society of clinical oncology[J]. Journal of Clinical Oncology, 2018, 36(1):83-93.

[8] CAO Y, WILLETT W C, RIMM E B, et al. Light to moderate intake of alcohol, drinking

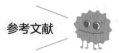
patterns, and risk of cancer: results from two prospective US cohort studies[J]. British Medical Journal, 2015(351):h4238.

[9]　WOOD A M, KAPTOGE S, BUTTERWORTH A S, et al. Risk thresholds for alcohol consumption: combined analysis of individual-participant data for 599 912 current drinkers in 83 prospective studies[J]. Lancet, 2018, 391(10129): 1513–1523.

[10]　GARAYCOECHEA J I, CROSSAN G P, L ANGEVIN F, et al. Alcohol and endogenous aldehydes damage chromosomes and mutate stem cells[J]. Nature, 2018, 553(7687):171-177.

[11]　SIEGEL R L, MILLER K D, FUCHS H E, et al. Cancer Statistics[J]. CA：A Cancer Journal for Clinicians, 2021, 71(1):7-33.

[12]　KUCAB J E, ZOU X, MORGANELLA S, et al. A compendium of mutational signatures of environmental agents[J]. Cell, 2019, 177(4):821-836.e16.

[13]　SLEIMAN M, GUNDEL L A, PANKOW J F, et al. Formation of carcinogens indoors by surface-mediated reactions of nicotine with nitrous acid, leading to potential thirdhand smoke hazards[J]. Proceedings of the National Academy of Sciences of the United States of America, 2010, 107(15): 6576-6581.

[14]　HANG B, SNIJDERS A M, HUANG Y, et al. Early exposure to thirdhand cigarette smoke affects body mass and the development of immunity in mice[J]. Scientific Reports, 2017(7): 41915.

[15]　POZUELOS G L, KAGDA M S, SCHICK S, et al. Experimental acute exposure to third hand smoke and changes in the human nasal epithelial transcriptome：A randomized clinical trial[J]. JAMA Network Open, 2019, 2 (6): e196362.

[16]　MATT G E, QUINTANA P J, ZAKARIAN J M, et al. When smokers move out and non-smokers move in: residential thirdhand smoke pollution and exposure[J]. Tobacco Control, 2011, 20(1): e1.

[17]　MATT G E, QUINTANA P J, HOVELL M F, et al. Residual tobacco smoke pollution in used cars for sale: air, dust, and surfaces[J]. Nicotine & Tobacco Research, 2008, 10(9): 1467-1475.

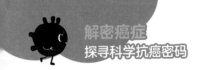

[18] BAHL V, JACOB P, HAVEL C, et al. Thirdhand cigarette smoke: factors affecting exposure and remediation[J]. PLoS ONE, 2014, 9(10): e108258.

[19] CHAN W C, MILLWOOD I Y, KARTSONAKI C, et al. Spicy food consumption and risk of gastrointestinal-tract cancers: findings from the China Kadoorie Biobank[J]. International Journal of Epidemiology, 2021, 50(1):199-211.

[20] KEY T J, APPLEBY P N, BRADBURY K E, et al. Consumption of meat, fish, dairy products, and eggs and risk of ischemic heart disease[J]. Circulation, 2019, 139(25):2835-2845.

[21] COLLIN L J, JUDD S, SAFFORD M, et al. Association of sugary beverage consumption with mortality risk in US adults: A secondary analysis of data from the REGARDS Study[J]. JAMA Network Open, 2019, 2(5): e193121.

[22] CHAZELAS E, SROUR B, DESMETZ E, et al. Sugary drink consumption and risk of cancer: results from NutriNet-Santé prospective cohort[J]. British Medical Journal, 2019(366): l2408.

[23] MALIK V S, LI Y, PAN A, et al. Long-term consumption of sugar-sweetened and artificially sweetened beverages and risk of mortality in US adults[J]. Circulation, 2019, 139(18):2113-2125.

[24] SUNG H, SIEGEL R L, TORRE L A, et al. Global patterns in excess body weight and the associated cancer burden[J]. CA：A Cancer Journal for Clinicians, 2019(69):88–112.

[25] FANG X, WEI J, HE X, et al. Quantitative association between body mass index and the risk of cancer: A global Meta-analysis of prospective cohort studies[J]. International Journal of Cancer, 2018, 143(7):1595-1603.

[26] MICHELET X, DYCK L, HOGAN A, et al. Metabolic reprogramming of natural killer cells in obesity limits antitumor responses[J]. Nature Immunology, 2018, 19(12):1330-1340.

[27] PEDERSEN L, IDORN M, OLOFDDON G H, et al. Voluntary running suppresses tumor growth through epinephrine- and IL-6-dependent NK cell mobilization and redistribution[J]. Cell Metabolism, 2016, 23(3):554-562.

[28] FRANKLIN B A, THOMPSIN P D, AL-ZAITI S S, et al. Exercise-related acute

cardiovascular events and potential deleterious adaptations following long-term exercise training: placing the risks into perspective–an update: a scientific statement from the American Heart Association[J]. Circulation, 2020, 141(13): e705-e736.

[29] FLOCKHART M, NILSSON L C, TAIS S, et al. Excessive exercise training causes mitochondrial functional impairment and decreases glucose tolerance in healthy volunteers[J]. Cell Metabolism, 2021, 33(5): 957-970.

[30] HAIRSTON K G, BRYER-ASH M, NORRIS J M, et al. Sleep duration and five-year abdominal fat accumulation in a minority cohort: The IRAS family study[J]. Sleep, 2010(33): 289-95.

[31] SANDS-LINCOLN M, LOUCKS E B, LU B, et al. Sleep duration, insomnia, and coronary heart disease among postmenopausal women in the Women's Health Initiative[J]. Journal of Womens Health (Larchmt), 2013, 22(6):477-486.

[32] ANOTHAISINTAWEE T, REUTRAKUL S, VAN CAUTER E, et al. Sleep disturbances compared to traditional risk factors for diabetes development: Systematic review and meta-analysis[J]. Sleep Medicine Reviews, 2016(30): 11-24.

[33] HUNG C M, LI Y C, CHEN H J, et al. Risk of dementia in patients with primary insomnia: a nationwide population-based case-control study[J]. BMC Psychiatry, 2018, 18(1):38.

[34] ALMONDES K M, COSTA M V, MALLOY-DINIZ L F, et al. Insomnia and risk of dementia in older adults: Systematic review and meta-analysis[J]. Journal of Psychiatric Research, 2016(77): 109-115.

[35] SABIA S, FAYOSSE A, DUMURGIER J, et al. Association of sleep duration in middle and old age with incidence of dementia[J]. Nature Communications, 2021, 12(1):2289.

[36] FULTZ N E, BONMASSAR G, SETSOMPOP K, et al. Coupled electrophysiological, hemodynamic, and cerebrospinal fluid oscillations in human sleep[J]. Science, 2019, 366 (6465): 628-631.

[37] SEN A, OPDAHL S, Strand L B, et al. Insomnia and the risk of breast cancer: the HUNT study[J]. Psychosomatic Medicine, 2017, 79(4):461-468.

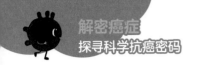

[38] GAPSTUR S M, DIVER W R, STEVENS V L, et al. Work schedule, sleep duration, insomnia, and risk of fatal prostate cancer[J]. American Journal of Preventive Medicine, 2014, 46(3 Suppl 1): S26-S33.

[39] CHEN W, XIA C, ZHENG R, et al. Disparities by province, age, and sex in site-specific cancer burden attributable to 23 potentially modifiable risk factors in China: a comparative risk assessment[J]. Lancet Global Health, 2019, 7(2): e257-e269.

[40] BATTY G D, RUSS T C, STAMATAKIS E, et al. Psychological distress in relation to site specific cancer mortality: pooling of unpublished data from 16 prospective cohort studies[J]. British Medical Journal, 2017(356): j108.

[41] NILSSON M B, SUN H, DIAO L, et al. Stress hormones promote EGFR inhibitor resistance in NSCLC: Implications for combinations with β-blockers[J]. Science translational medicine, 2017, 9(415):e4307.

[42] OBRADOVIC M M S, HAMELIN B, MANEVSKI N, et al. Glucocorticoids promote breast cancer metastasis[J]. Nature, 2019, 567(7749):540-544.

[43] Yang H, Xia L, Chen J, et al. Stress-glucocorticoid-TSC22D3 axis compromises therapy-induced antitumor immunity[J]. Nature Medicine, 2019,25(9):1428-1441.

[44] RUDAK P T, CHOI J, PARKINS K M, et al. Chronic stress physically spares but functionally impairs innate-like invariant T cells[J]. Cell Reports, 2021, 35(2): 108979.

[45] MATSER Y A H, TERPSTRA M L, NADALIN S, et al. Transmission of Breast Cancer by a Single Multiorgan Donor to 4 Transplant Recipients[J]. American journal of transplantation, 2018, 18(7):1810-1814.

[46] PALMER S, ALBERGANTE L, BLACKBURN C C, et al. Thymic involution and rising disease incidence with age[J]. Proceedings of the National Academy of Sciences of the United States of America, 2018, 115(8):1883-1888.

[47] MORTAZAVIA S M J. Shortcomings of the immunological model of carcinogenesis[J]. Proceedings of the National Academy of Sciences of the United States of America, 2018, 115(19): E4318.

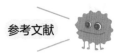
[48] JIMENEZ-ALONSO J J, CALDERON-MONTANO J M, LOPEZ-LAZARO M. Are most cancer cases a consequence of an immune deficiency caused by thymic involution? [J]. Proceedings of the National Academy of Sciences of the United States of America, 2018, 115(19): e4314–e4315.

[49] SCHOOLING C M, ZHAO J V. Strengthening the immune system for cancer prevention[J]. Proceedings of the National Academy of Sciences of the United States of America, 2018, 115(19): E4316–E4317.

[50] OTT P A, HU Z, KESKIN D B, et al. An immunogenic personal neoantigen vaccine for patients with melanoma[J]. Nature, 2017, 547(7662):217-221.

[51] HU Z, LEET D E, ALLESOE R L, et al. Personal neoantigen vaccines induce persistent memory T cell responses and epitope spreading in patients with melanoma[J]. Nature Medicine, 2021, 27(3):515-525.

[52] MOSLEHI J J, SALEM J E, SOSMAN J A, et al. Increased reporting of fatal immune checkpoint inhibitor associated myocarditis[J]. Lancet, 2018,3 91(10124): 933.

[53] GANATRA S, NEILAN T G. Immune checkpoint inhibitor-associated myocarditis[J]. Oncologist, 2018, 23(8):879-886.

[54] WANG D Y, SALEM J E, COHEN J V, et al. Fatal toxic effects associated with immune checkpoint inhibitors: A systematic review and meta-analysis[J]. JAMA Oncology, 2018, 4(12):1721-1728.

[55] GONG B, KIYOTANI K, SAKATA S, et al. Secreted PD-L1 variants mediate resistance to PD-L1 blockade therapy in non-small cell lung cancer[J]. Journal of Experimental Medicine, 2019, 216(4):982-1000.

[56] SU T, HE C, LI X P, et al. Association between early informed diagnosis and survival time in patients with lung cancer[J]. Psychooncology, 2020, 29(5):878-885.

[57] GAPSTUR S M, DROPE J M, JACOBS E J. A blueprint for the primary prevention of cancer: targeting established, modifiable risk factors[J]. CA: A Cancer Journal for Clinicians, 2018(68): 446-470.

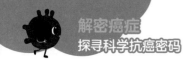
[58] JOCHEM C, WALLMANN-SPERLICH B, LEITZMANN M F. The influence of sedentary behavior on cancer risk: epidemiologic evidence and potential molecular mechanisms[J]. Current Nutrition Reports, 2019, 8(3):167-174.

[59] FONTHAM E T H, WOLF A M D, CHURCH T R, et al. Cervical cancer screening for individuals at average risk: 2020 guideline update from the American Cancer Society[J]. CA：A Cancer Journal for Clinicians, 2020, 70(5):321-346.

后记

　　2007 年底，我结束了在美国新墨西哥州沙漠城市 Alberquerque 为期三年的博士后研究工作，准备收拾行囊、踏上回国旅程。现在还记得那时的心中感受，既有对回家的期盼，也有些许对未来的困惑。因为独自在异国他乡工作和生活，给了我很多思考的时间和空间，在临近回国那几个月里，我一直在思考回国后除了在学校继续从事教学和科研工作外，我还可以做哪些事情？在洛杉矶机场登上飞机那一刻，我决定要做一些医学科普工作，让更多人了解疾病和健康。

　　回国后，我一直牢记着这个初心，所以开始做一些相关工作，做得越多，越感受到其中所蕴含的力量和意义，更坚定了要将这个工作坚持下去的信心。

　　所以几年前，当女儿问我心中有什么梦想时，我说有一个梦想是写一本癌症与免疫的科普书，用大家能够读懂的语言，传递科学抗癌知识，分享癌症最前沿进展，也传递抗击疾病的信心和勇气。她问我是否会出版？我说是，希望能让更多人看见。

　　今天，这个梦想终于成真，这要感谢很多人：

　　感谢魏钰凌为本书设计并制作完成了一幅幅精美插图，你的妙笔丹青让那些死板的知识变得鲜活了起来。

感谢我的家人和朋友，您们的理解、支持和鼓励，让我能够把这本书完成并最终出版。

感谢每一位阅读这本书的读者。因为知道有一天会通过这本书与您相遇，所以我在过去几年里把所有空余时间都花在阅读文献和写作上，您们给了我无穷的动力，这本书献给您们！

特别喜欢加拿大游吟诗人莱昂纳德·科恩（Leonard Cohen）在歌曲《颂歌》（Anthem）中的一句歌词：

There is a crack in everything, that's how the light gets in.

万物皆有裂痕，那是光进来的地方。

让我们拥抱生命中每一天！

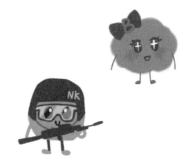

NOTE
NK

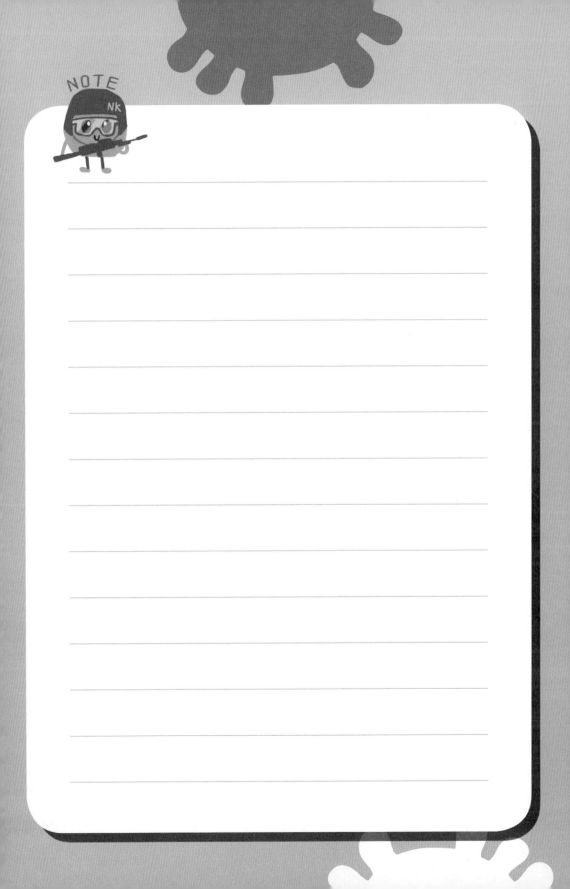